W0346471

Corps de femme

GRAIN D'ORAGE

DU MÊME AUTEUR

Le Boucher, Seuil, 1988.
Lucie au long cours, Seuil, 1990.
Au Corset qui tue, Gallimard, 1992.
Quand tu aimes il faut partir, Gallimard, 1993.
Derrière la porte, Laffont, 1994.
La Nuit, Joëlle Losfeld, 1994.
Le chien qui voulait me manger, Gallimard, 1996.
Il n'y a plus que la Patagonie, Julliard, 1997.
Poupée, anale nationale, Zulma, 1998.
Moha m'aime, Gallimard, 1999.

ALINA REYES

Corps de femme

ZULMA

Grain de beauté, de folie
Ou de pluie...
Grain d'orage – ou de serein –
TRISTAN CORBIÈRE

© ZULMA, 1999.

INTRODUCTION

Aimer les corps – aimer la vie.

Et pas seulement les corps humains. L'araignée aussi me plaît, et je lui parle, comme à une sœur. La pierre elle-même n'est-elle pas faite de la même matière que moi ? Ce que devine l'inconscient, la science l'a démontré : nous sommes tous des poussières d'étoiles. Nous avons tous, êtres vivants, une origine commune. Plus proches encore, nous sommes vraisemblablement tous, êtres humains, consanguins, issus d'un seul et même peuple.

Comme l'écrit André Langaney, généticien et responsable du laboratoire d'anthropologie du musée de l'Homme, nous sommes « tous parents, tous différents ». Tous différents et tous mortels, telle est la caractéristique induite par la « reproduction » sexuée, par opposition à la véritable reproduction, qui se fait toujours à l'identique (cas des bactéries, par exemple), par dédoublement, et n'implique ni la mort ni la « personnalité » de l'élément originel.

Aujourd'hui la possibilité de manipuler les génomes, voire de les cloner, ne pourrait-elle pas menacer la diversité fondamentale de notre espèce, voire sa survie ? Mais peut-être faut-il craindre tout autant les assauts de certains puritains en vogue, qui sous le masque de la désillusion cachent mal leur dégoût de l'amour et de la vie, et, étendant leur sentiment personnel à l'humanité tout entière jugent leurs contemporains englués dans ce qu'il est convenu d'appeler *la misère sexuelle* – et par conséquent seraient tout prêts à renoncer à ce fameux mode de reproduction sexuée qui les encombre tant.

Mais qu'est-ce que la misère sexuelle, sinon un point de vue moralisant, et puritain, sur le corps et la sexualité des autres ? Qui oserait nier qu'une femme aujourd'hui a bien davantage de chances, d'occasions et de possibilités de jouir de son corps (et pas seulement sur un plan sexuel) qu'il ne lui en eût été accordé il y a cinquante ou cent ans ? Que ce début de libération *du corps* des femmes embarrasse certains hommes est aussi une réalité. Mais il est permis de ne pas voir dans la virginité des jeunes mariées et dans les joies des bordels d'antan l'exacte antithèse de la prétendue misère sexuelle de notre époque.

Sans doute sommes-nous depuis l'aube des temps, humains, tentés de nier notre animalité – dont les besoins du corps sont les manifestations éclatantes, et pour beaucoup, insupportables. Mais on peut aussi chercher l'émotion et l'esprit là où ils sont nés, dans la matière. Choisissant l'aventure, la différence, la fantaisie, l'imprévu, j'ai pris le parti du vivant.

CORPS ET ÂME

Esprit, es-tu là ?

Hier, j'ai fait une longue balade en montagne. Le ciel était couvert, et l'air de plus en plus frais à mesure qu'on s'élevait. Mes pieds frappaient régulièrement les cailloux, mes muscles semblaient fonctionner d'eux-mêmes, chauds, lubrifiés par le sang qui courait dans mes veines, vif à me rosir la peau, mes poumons s'emplissaient et se vidaient avec une puissance sereine. Dans ce corps-là, exultant, j'étais pleine de bien-être, exaltée, vive, paisible.

Aujourd'hui je suis grippée. Fiévreuse, la gorge irritée, les yeux larmoyants, la respiration difficile, j'essaie d'écrire. Pris par le rhume, mon cerveau a autant de mal à émettre une idée claire que ma poitrine à absorber sa ration d'oxygène. Dans ce corps-là, je suis mal, agitée, lasse.

Je pourrais poser la question de deux façons : *Où habite mon âme ?* Ou encore : *Qui habite mon corps ?* Animé, mon corps est, selon l'étymologie, habité par mon âme. Et les mouvements de mon âme suivent ceux de mon corps.

L'œuf et la poule

Il faudrait définir ce qu'est l'âme, et tant de philosophes se sont penchés sur la question, que mille pages n'y suffiraient pas. Mais enfin le mot existe, et chacun de nous peut lui donner au moins un sens. Essence ? Conscience ? Toutes les définitions en sont à la fois partielles et justes.

L'autre question qu'on pourrait poser, c'est : Qui, du corps ou de l'âme, est à l'origine de l'autre ? La forme et les mouvements de l'âme précèdent-ils ceux du corps, ou la forme et les mouvements du corps engendrent-ils ceux de l'âme ?

Et si l'un et l'autre, corps et âme, étaient les deux faces d'une même médaille ?

Je souffre, donc suis-je encore ?

La douleur anéantit. Intruse, elle chasse l'âme du corps, pour y prendre toute la place. Penser, et dire, comme on a fait jusqu'à nos jours, que la femme devait accoucher dans la douleur, c'était faire bien peu de cas de son âme, voire la nier. Le droit à la péridurale pour toutes, c'est-à-dire la possibilité de garder notre âme au moment d'accoucher, de garder notre âme dans ce que nous avons de plus féminin, ce droit qui est une grande première dans l'histoire de l'humanité est pour nous un progrès au moins aussi important, même s'il est moins spectaculaire, que l'invention de la pilule ou la légalisation de l'avortement.

Habité ou habillé ?

Ah, la perfection des corps qu'on nous offre en modèles aujourd'hui ! Corps des mannequins, qui au royaume des stars ont supplanté les vedettes de cinéma...

Les idoles du grand écran exprimaient un mystère, une sensualité, une déchirure, toutes sortes de qualités et de misères humaines qui à travers leur image atteignaient à la grandeur du mythe.

Les mannequins expriment principalement leurs mensurations. Plus leur beauté est gratuite, telle celle de Claudia Schiffer ou de Naomi Campbell, poupées ravissantes sans autre relief que celui de leur corps admirable, plus on les aime. Certaines autres de leurs consœurs, beautés plus piquantes, dont le visage laisse entrevoir quelque caractère, laisse deviner un corps *habité*, remportent un moindre succès. Tout se passe comme si nous étions attirés par le vide, et comme si nous ne rêvions, nous aussi, que d'être dénués de sens.

La contagion a d'ailleurs gagné l'industrie du cinéma et du show biz. On sait qu'à Hollywood des actrices sont couramment doublées pour des parties du corps qu'elles n'auraient pas parfaites, jambes, fesses, seins, ou autres. Jane Fonda, ex-esprit libre et engagé, s'est transformée en championne d'aérobic, tout comme Madonna, ex-provocatrice rondouillarde et crade. La chirurgie esthétique (dont le premier saint et martyr est Michaël Jackson) sévit partout. La peau tirée, la graisse lipo-aspirée, les seins ou les biceps siliconés, les corps charcutés et body-buildés de nos stars ne semblent plus obéir qu'à un must : être *habillés* par le dernier gadget à la mode, grosse poitrine, lèvres charnues, petit nez, pommettes hautes, muscles proéminents...

Et si tous ces éternellement jeunes gens et jeunes femmes, beaux et clean et lisses et vides comme des chanteurs de *dance* étaient, malgré les apparences et malgré eux, des figures nihilistes, très fin de siècle ? S'ils faisaient office, comme Michaël Jackson qui ne ressemble plus à rien de connu dans le monde des terriens, de coquilles creuses où pourront venir se loger les mutants du troisième millénaire ? Y a-t-il un *ghost in the shell* ?Dans une société acculturée et en pleine mutation, c'est en tout cas une question que les mangas, entre autres, posent avec insistance.

Dance machine

Il est vrai que la science aussi nous encourage à voir le corps davantage comme une machine que comme la demeure d'une âme. Mères porteuses, fécondations artificielles, manipulations génétiques... Il y a bien longtemps, quand on a envoyé pour la première fois un homme dans l'espace, mes parents, qui étaient athées, ont remarqué, victorieux, qu'on tenait bien, maintenant, la preuve de la non-existence de Dieu : puisque Gagarine, s'étant rendu à l'endroit où Il était censé habiter, n'y avait vu personne !

Je suppose qu'il se trouve aujourd'hui des gens pour nier l'existence de l'âme, puisque ayant fait le voyage jusque dans l'ADN, nous ne l'y avons toujours pas rencontrée. Eh oui, nous sommes au siècle des désillusions. Vous chantiez ? Eh bien, dansez maintenant.

« Les seins peut-être n'existent pas par eux-mêmes ;

ils n'existent pas ; ils ne sont peut-être qu'une illusion à nous », écrit Ramón Gómez de la Serna dans son merveilleux livre, *Seins.* Ainsi en est-il de nos corps, et de toutes leurs parties : si nous ne les aimons, si nous ne les animons pas, si nous ne savons révéler l'âme dans chaque partie de notre corps et des corps que nous aimons, si nous ne savons voir une âme dans la ligne d'un dos ou d'une épaule, dans un ongle ou une égratignure, dans chacune des beautés et des imperfections de nos corps... alors peut-être n'ont-ils pas davantage d'existence qu'une illusion...

LA COULEUR DU SANG

Sang viril et sang féminin

D'abord, j'ai connu le sang viril. Enfant, j'aimais jouer avec les garçons, grimper aux arbres, sur les toits, faire du vélo, du foot, me bagarrer... Turbulences qui ne manquaient pas de provoquer diverses égratignures. Comme s'il n'en pouvait plus de rester enfermé à courir dans les veines, le sang alors profitait de la brèche pour exposer à la lumière sa magnifique couleur rouge et brillante, en quelques larmes épaisses qui s'écoulaient lentement sur la peau du genou, du coude ou de la paume. Il était si beau qu'on avait envie d'y goûter, et parfois on le faisait, et il était douceâtre comme son odeur.

Et c'était un tel plaisir de le regarder, de le sentir et de le goûter, qu'il semblait maintenant qu'on ne s'était agité pour rien d'autre que pour cela, cet aboutissement, sa libération dans la lumière, hors des réseaux sombres du corps.

Une fois, je me blessai si bien qu'il s'échappa de ma jambe à gros bouillons, en une source abondante et tumultueuse qui jaillissait à travers mon collant de laine par à-coups violents. Je retirai mon collant, vis une partie du muscle rouge sortir par la plaie béante, d'où le sang continuait à sourdre, impétueux. Fascinée, j'oubliai de ressentir la moindre douleur.

Ce sang clair et brillant, diurne, délivré par l'action, c'était le sang viril.

Entre douze et treize ans, j'abandonnai ces jeux brutaux, n'aspirant plus qu'à devenir une femme. Beaucoup de mes amies commençaient à avoir leurs règles. Je me mis à attendre mon sang féminin avec passion et tourments. Il ne voulait pas venir. Je l'attendis quatre ans, je l'attendis en lisant, je lisais tellement que c'était comme une hémorragie à l'envers, une hémorragie de phrases qui se déversaient en moi.

Quand enfin il arriva, ce sang féminin, il ne m'intéressait plus autant. Depuis quatre ans, j'avais aussi pris l'habitude d'écrire, périodiquement, dans mon journal, et c'était dans cet écoulement d'encre que j'exprimais désormais non seulement ma féminité, mais tout mon être. L'encre, tel un épanchement du plus profond de mon corps, du vase secret où se tramaient des alchimies de vie et de mort, était devenue mon sang bleu, la part nocturne de mon sang, mystérieuse, inquiétante et rassurante.

Peut-être en est-il ainsi pour tout auteur et pour tout lecteur, homme ou femme : peut-être l'écrit est-il l'expression de notre sang féminin, l'eau lourde de nos songes, tandis que le sang viril, qui continue à courir dans nos veines, nous maintient dans le feu de la vie active.

L'étendard sanglant

Il me semble qu'en France, nous avons un goût singulier pour le sang. Comme le dit notre hymne national, *l'étendard sanglant est levé* (sang diurne, viril), et *qu'un sang impur abreuve nos sillons* (sang nocturne, féminin). Ainsi que l'a noté Roland Barthes dans ses *Mythologies*, nous aimons le bifteck *saignant* (sang viril), voire *bleu* (sang féminin). Et dans quel autre pays l'affaire dite du sang contaminé, qui s'est produite partout, a-t-elle fait un aussi grand scandale, a-t-elle autant frappé les esprits ?

Avant cette affaire, le sida était associé au sperme plutôt qu'au sang. Blanc, jaillissant dans l'action, le sperme était une figure de sang diurne, viril. Les premières publicités pour le préservatif affichaient des symboles phalliques : des cactus, aussi hérissés de piquants que l'image du virus vue au microscope. La maladie paraissait agressive, dangereuse, mais comme tout ce qui est diurne, contrôlable. Même si elles étaient frustrantes, on disposait d'armes contre elle, le préservatif ou l'abstinence.

Lorsqu'on apprit qu'on pouvait aussi contracter le sida par le biais d'une transfusion sanguine, alors il devint pleinement terrifiant. Transmise par le sang, un sang contaminé, donc *impur*, sombre, féminin, passif, la maladie devenait incontrôlable, tentaculaire comme tout réseau par où se transporte le sang. Associer la maladie au sang, c'était admettre l'horrible vérité, à savoir que nul ne pouvait prétendre détenir l'arme absolue pour s'en protéger.

Car si l'on peut espérer éviter de faire couler le sang viril, qui ne s'échappe de nous qu'en conséquence de nos actes, rien ne saurait empêcher le sang féminin de s'épancher, puisque telle est justement sa nature. Et de même, s'il avait pu paraître imaginable de se prévenir contre les relations sexuelles *à risque*, il ne l'était plus de se tenir à l'abri de ce sang sournois qui pouvait s'immiscer en vous non seulement sur un lit d'hôpital, mais aussi sur un stade par exemple, ou lors de n'importe quel accident, même le plus bénin. Ainsi chacun se trouvait-il menacé, y compris le plus *innocent*, du petit enfant jouant dans un bac à sable où traîne une seringue infectée à celui d'une mère séropositive.

Il semblerait qu'on ait aujourd'hui admis les deux caractères du véhicule du virus, le viril et le féminin, le diurne et le nocturne, le logique et l'insaisissable. En témoignent les deux nouveaux symboles qui lui sont associés : la rosette rouge portée à la boutonnière dans une attitude combattante, tel un étendard levé, et viril, et le préservatif désormais montré par la publicité sous sa forme féminine d'anneau, telle l'entrée d'un sillon destiné à détourner des sillons de notre corps le sang impur.

Buvez, ceci est mon vin

Telles auraient pu être les paroles du Christ, tant on l'adore ensanglanté, et tant les hommes trouvent d'ivresse à faire ou à voir couler le sang.

Tout ce sang qui coule à flots, au cinéma. Effet de conjuration, mélange de révolte et de peur maladive, face aux haines sociales, au sida, à la vie, au monde comme il va ?

Dans d'autres périodes troublées de notre histoire, on se rendait en foule sur les places assister aux exécutions publiques. Cérémonies sauvages et jouissives, face à la cérémonie dominante d'alors, celle de la messe, normative et mortifiante. Sang chargé de violence et de vie, face au sang triste et passif du Christ. Comme, aujourd'hui, dans les cérémonies du cinéma, face à celle de la télévision ?

Le mot sanguinolent

1° Où se mêle un peu de sang ; teinté de sang. 2° D'un rouge qui évoque le sang, dit *Le Petit Robert.*

Pour moi, l'un des mots que je préfère. Car j'y entends le nom sang, mais aussi l'adjectif indolent : une sorte de violence vaincue par la douceur, une sensualité mêlée de perversion, éminemment troublante.

MANGEZ-MOI, MANGEZ-MOI

Tout est si bon dans le bébé...

Mon bébé, je me le mange de baisers. Lui il me mange à la poitrine, tous les deux on se mange, de la bouche et des yeux on se mange d'amour, comme le font depuis toujours toutes les mères et leurs bébés.

Car le plus sûr moyen, pour résister à la tentation de manger *réellement* les petits enfants, si tendres, si potelés, et à l'odeur si appétissante, c'est de les nourrir, de se transformer soi-même en pâture. Ainsi la pulsion de manger son bébé, à laquelle succombent parfois certains animaux, est sans doute enracinée dans notre chair depuis que, nos parents ayant résisté à la tentation de nous dévorer, nous nous sommes transformés nous-mêmes en dévoreurs du sein maternel.

... et dans la chair de l'amante

C'est dans ce rapport de consommation mutuelle que s'inscrivent nos premières relations de corps à corps, et sans doute que se développe la conscience de notre corps. N'est-ce pas le même désir d'annexion, la même pulsion de vie et de mort qui préside au désir sexuel ?

La chair de l'amant ou de l'amante ne recèle-t-elle pas, aux endroits les plus secrets, le souvenir tendre de la chair du bébé (ou de la maman, le désir de dévoration entre mère et enfant étant réciproque et concomitant ?) Si je respire, si je palpe, si je lèche, si je tète, si je mordille le corps désiré, n'est-ce pas pour m'approcher du vertige de le manger, tout en me l'interdisant ?

C'est ce paradoxe qui rend le désir si cruel et sans fin. Les gens qui mangent ou qui font l'amour furieusement sont peut-être plus que les autres des ogres contrariés.

Contre ce désir, impossible à assouvir, de manger la chair de son semblable, voire sa propre chair (n'avez-vous jamais été tenté, au sortir d'un bain chaud, de mordre dans votre bras amolli et odorant ?), ce désir de perdition et d'affirmation par excellence, il faut inventer d'autres faims, découvrir que le sexe, le corps tout entier sont des bouches – et qu'avec elles aussi on peut avaler le monde, se l'approprier brutalement, hors de toute contrainte sociale, en ces instants où, tout ouvert, on se repaît de chairs comme de nourritures.

L'œuvre au noir des corps

La faim, l'appétit, sont l'animal en nous, la preuve que nous sommes vivants et que nous aspirons à le rester, dans un incessant recommencement. L'*anima*, le souffle, la vie, implique l'échange avec le monde : pour expirer, il me faut d'abord avoir inspiré, c'est-à-dire fait passer le monde par mon corps. C'est l'exigence absolue de la vie, celle qui me pousse à manger, à faire l'amour, utiliser tous mes sens pour faire entrer l'extérieur dans l'intérieur, et le rendre à l'extérieur transformé par la perpétuelle alchimie à l'œuvre dans mon corps.

Manger le monde, c'est communier avec lui, et comme nous l'indique l'eucharistie, opérer une transsubstantiation. La nourriture en moi se change en sang et en esprit. Quand je suis amoureuse, je regarde tant l'aimé, je le respire tant, je le désire tant que je le fais entrer en moi, je le digère et je lui rends, s'il le veut bien, un autre lui-même, imprégné de moi comme je le suis de lui, transfiguré par mon amour.

Morsure d'amour

Pratiquez-vous la *morsure d'amour au moment du coït* ? Selon Roger Caillois, qui la compare au comportement de la mante religieuse, cette conduite se rencontre *surtout chez les filles idiotes ou les femmes de race sauvage...*

Quoi qu'il en soit, il n'est interdit à personne de faire...

ce rêve fou

d'une chambre où se seraient enfermés deux amants, et qu'on retrouverait vide. Vide, après qu'ils s'y seraient entre-dégustés, entre-mangés d'amour. Dévoration mutuelle, jusqu'à disparition totale des deux corps...

C'est peut-être bien ainsi, après tout, que nous mourons : anéantis par les forces contraires et complémentaires de ce que nous avons pris et donné à autrui, rendus à l'accomplissement du néant par ce formidable travail de faim qui nous attache les uns aux autres, et qui s'appelle la vie.

C'EST PAS MOI, C'EST MON CORPS

Un anticorps dans l'ADN

Ils sont incultes, blancs, pauvres, américains, et souvent obèses. On les appelle *White Trash*. La science viendra-t-elle les réconforter ? Des chercheurs auraient, annonce-t-on comme une bonne nouvelle, identifié chez une souris le gène responsable de l'obésité. La médecine n'est-elle pas merveilleuse de venir, telle l'astrologie ou toute autre science occulte, répondre juste comme on osait à peine le désirer à nos problèmes les plus intimes, les plus difficiles à résoudre, parfois aussi les plus difficilement avouables ?

Ainsi donc, les obèses ne sont pas obèses parce qu'ils se goinfrent, bâfrent et se suicident à grands coups de bouffe, ni parce qu'ils sont des rejetons illégitimes et monstrueux de la société de consommation, ce qui serait politiquement très incorrect, mais parce qu'ils sont prédestinés par ce foutu petit gène. D'ailleurs, que les alcooliques, fumeurs, drogués, originaux et marginaux de toute sorte ne désespèrent pas : à coup sûr, on trouvera bientôt le gène responsable de leur manie, vice ou déviance (comme on aurait déjà découvert, paraît-il, celui de l'homosexualité).

Dès lors, comment leur tiendra-t-on grief de leur comportement ? En veut-on aux nains et aux aveugles d'être ce qu'ils sont, c'est-à-dire, pour rester polie, des personnes de petite taille et des non-voyants ? Non seulement, pécheurs mes amis, on ne nous reprochera plus d'être ce que nous sommes, mais on ne verra même plus ce que nous sommes. Puisque cela n'aura plus aucune importance, puisque tout ce qui en nous sortira de la normalité sera le simple fait d'une anomalie génétique, puisque sera venu le temps où nous serons tous parfaitement égaux, puisque parfaitement insignifiants (au sens fort du terme), et parfaitement irresponsables de ce qui pourrait être notre personnalité.

La génétique n'est qu'un nouvel outil pour prétendre réaliser la normalisation de l'individu. Car l'entreprise en elle-même est sans doute aussi ancienne que la société humaine, dont elle est une production. La normalisation de l'individu, c'est l'anticorps produit par la société contre l'individu. En refusant de reconnaître la volonté de la personne de se conduire contre l'ordre social et de provoquer la société, en réduisant les comportements déviants à des réactions seulement pathologiques, elle tente de leur ôter leur pouvoir de subversion. La plus grosse machine à normaliser des temps modernes était jusqu'ici la psychanalyse. (Vous n'êtes pas révolté ; vous êtes névrosé.) Garons-nous ! Avec la génétique, le rouleau compresseur redouble de puissance.

Le syndrome de *Dr Jekyll et Mr Hyde*

Au cours de sa vie, un être humain donne à boire tant de litres d'eau à son corps... Donnez tel composant de tel yaourt à votre corps... La publicité l'a bien vu, nous sommes entrés dans un rapport complètement schizophrénique avec notre corps. Notre corps et nous, ça fait deux. Mais si nous ne sommes pas dans notre corps, si notre corps n'est qu'une espèce d'éternel enfant, voire une mécanique plus ou moins débile dont nous devons prendre soin toute notre vie, alors où sommes-nous ? Si nous ne sommes nulle part, existons-nous encore ?

Frankenstein, Dracula, ce bon vieux Dr Jekyll et son méchant double de Mr Hyde... Les créatures du XIXe siècle victorien reviennent en force sur les écrans. Quoi de plus pratique, comme l'a très bien écrit Stevenson (dans la lettre de confession du Dr Jekyll), que de pouvoir identifier l'Autre en soi, et de l'accuser de tous les actes que nous commettons et que la morale puritaine réprouve ? Comme on disait quand on était petits : c'est pas moi, c'est lui (*lui* étant au choix mon voisin, mon frère, mon double, mon corps, mon gène, etc.).

Se désolidariser de son corps, s'en déposséder, le vendre au diable pour se préserver, c'est l'un des paradoxes générés par cette grande entreprise de mensonge sur soi.

LE DOUBLE MENTON(S)

Il était une fois un petit homme qui voulait devenir un grand homme. Bel objectif me direz-vous, si vous êtes d'une nature enthousiaste. Pas si facile, rétorqueront les plus réalistes. Certes, certes. Mais le petit homme avait pour lui un atout de taille : son double menton.

Cette fois, je vous entends tous vous exclamer en chœur : *Son double menton ? Et en quoi donc son double menton, tontaine, l'aidait-il dans son ambition ?* Eh bien voilà : quand on veut être tonton à la place du tonton, le double menton est un beau don. Le croirait-on ? Ce tas de gras un peu dégoûtant dégoulinant dedans le cou inspire confiance. Et quand le petit homme se présentait devant ses concitoyens, le double menton affalé sur le col de sa chemise, ceux-ci aussitôt pensaient : voilà un homme qui a de la réserve.

De la réserve pour l'hiver, le peuple n'en demandait pas plus, vu qu'il ne croyait plus au printemps depuis longtemps. Ainsi le petit homme allait, fier comme un i, le regard vide et assuré de qui se sait protégé par un épais quant-à-soi pendouillant sous sa figure.

Il va falloir faire des sacrifices, disait le petit homme. Et il se rengorgeait encore dans sa réserve, jurant qu'il avait horreur de la dépense. Bravo bravo disait le peuple des petits possédants, trop peureux de tout perdre et trop heureux de se préserver encore en se soumettant à ces petits sacrifices dont il était coutumier, et par lesquels il jouissait de s'épargner. Pendant ce temps-là, le petit homme, en bon épargnant, s'appliquait à amasser les promesses de voix, d'où qu'elles vinssent. Car pour qui aime les urnes pleines comme d'autres les coffres pleins, les bulletins de vote, comme les billets de banque, n'ont pas d'odeur. Le petit homme, donc, engrangeait les soutiens dans son double menton, qui lui donnait une figure de plus en plus sérieuse.

Toute sa force était là, dans son double menton : car toute sa force était dans la dissimulation, l'hypocrisie, le bluff, le mensonge. Le petit homme cachait son jeu dans son double menton, et au fond beaucoup ne demandaient pas mieux que de se réfugier dans cette duplicité, aussi rassurante que l'est pour une autruche un trou dans le sable.

Mentons ! Mentons ! Tel semblait être le mot d'ordre général, et le petit homme ne se privait pas de l'appliquer. Déguisé en président, il niait cependant vouloir préjuger de la décision des électeurs... Prétendant imaginer l'avenir, il continuait à afficher sa fameuse réserve conservatrice... Laissant entendre qu'il gardait ses idées au chaud dans son double menton, il n'en exprimait jamais aucune... Appelant faibles les pauvres, pour nier leur force, s'adressant aux jeunes comme à des enfants, tout en déclarant les traiter en adultes... Le petit homme se foutait du monde, et d'un air hautain encore ! Grâce à quoi ? Grâce à son double menton, où il pouvait emmagasiner toutes sortes de cochonneries et les mettre à l'abri des regards, comme en d'autres temps on dissimulait la crasse de son cou sous d'imposantes fraises.

Une grenouille vit un bœuf...

Savez-vous ce qu'il advint de la grenouille qui voulait se faire aussi grosse que le bœuf ? *Elle qui n'était pas grosse en tout comme un œuf / Envieuse s'étend, et s'enfle, et se travaille (...) / Disant : « Regardez bien (...) ; / N'y suis-je point encore ? / – Nenni. – M'y voici donc ? – Point du tout. – M'y voilà ? – Vous n'en approchez point »...*

Le malheureux menton s'enfla si bien qu'il en creva.

LA RUE, MODE D'EMPLOI

Si j'étais couturier, je m'amuserais, pour les défilés, à faire porter ma collection femme par des hommes, et vice versa. Ce serait plus amusant que ce qu'on a découvert, dernièrement, sur les podiums : la mode de la prochaine saison, très inspirée des années cinquante, avec épaulettes, tailles cintrées, hanches soulignées, talons aiguilles... Le retour d'un fantasme, d'un certain *éternel féminin*. « Les femmes ne veulent plus ressembler à des putes », a déclaré Karl Lagerfeld. Ce qui appelle au moins trois remarques. Premièrement : qu'en sait-il ? Deuxièmement : les collections précédentes les habillaient donc en putes ? Et troisièmement : de quelles femmes parle-t-il ? Des 200 encore riches et souvent liftées qu'il reste dans le monde, en tout et pour tout, comme clientes de la haute couture ? La haute couture, c'est bien joli, c'est même très beau, mais tout le monde sait que la mode ne sort plus désormais de ses ateliers de petites mains.

Car c'est la rue qui fait la pluie et le beau temps. La rue, qui est de plus en plus le lieu où tout se passe, le meilleur et le pire : c'est dans la rue qu'on manifeste, qu'on développe cette opinion publique qui intimide les pouvoirs, c'est dans la rue que, toujours pour illustrer l'opinion publique, télés et radios plantent leurs micro-trottoirs, c'est dans la rue qu'on tagge, qu'on se montre, qu'on drague, qu'on fait la manche, c'est dans la rue que beaucoup dorment... C'est dans la rue qu'on fait la mode.

Il suffit de s'y promener : le rapport des femmes à leur corps, à travers la façon dont elles le voilent et le dévoilent, la vraie mode du moment, l'esprit du temps, c'est là qu'ils se révèlent. Et si la femme de la rue n'a pas envie d'être engoncée dans une panoplie dépassée, elle continuera d'inventer sa propre mode au gré de son humeur, de sa personnalité et de son mode de vie. En piochant ici une idée et là une autre, craquant pour un accessoire en solde dans une boutique de luxe et dégottant une fringue marrante aux Puces, dans les grands magasins ou chez Guerrisold... Ce n'est pas un hasard si Tati a créé une ligne intitulée *La rue est à nous*. L'important c'est de se sentir à la fois jolie et bien dans sa peau. Les femmes qui, il n'y a pas si longtemps, comprimaient leur corps dans des corsets, gaines, sous-vêtements et vêtements ni confortables ni pratiques, ont adopté en se libérant une mode intelligente, c'est-à-dire très ouverte, où l'on trouve aussi bien des éléments de grand confort comme les caleçons et collants, que d'autres plus classiques, vestes et tailleurs, ou plus sexy, stretchs moulants, dessous raffinés, voire à l'occasion bas jarretelles, ou encore plus fantaisistes, inspirés par exemple de l'esprit psychédélique des seventies... Les femmes aujourd'hui ne se refusent rien.

Ah ! Si les hommes montraient autant de liberté et d'imagination ! Alors que les femmes exhibent volontiers et généreusement leurs formes, eux continuent de voiler pudiquement leurs atouts. Quand reviendrez-vous, messieurs, aux chausses moulantes qui, en d'autres siècles, mettaient si bien en valeur (tous) vos membres inférieurs ? Combien la campagne électorale serait tour à tour plus drôle, plus excitante et plus attendrissante, si les candidats portaient, au lieu de flanelle grise, ces collants très ajustés aux parties... politiques, évidemment !

LES ÂGES DE LA VIE

Dans le registre verdure la vente continue. Tel commerçant de beauté, pour nous convaincre d'étaler sa crème sur notre visage que la ride menace, emploie l'argument publicitaire selon lequel son produit contient une substance présente au cœur de la végétation, le dénommé *Rétinol*. Et la fameuse feuille de s'afficher sur l'écran, gavée de sève, nervures vert tendre et brillantes gonflées à bloc de rétinol.

Mais qui a jamais vu, rétinol ou pas, les feuilles rester éternellement vertes ? Qui ne sait qu'elles finiront, un beau jour d'automne très romanesque, par craquer sous nos pas dans les allées ? Qui, enfin, ose rêver d'échapper justement à la loi de la nature, c'est-à-dire au flétrissement inéluctable et général ?

Tout le monde. Tout le monde a toujours fait le rêve de Faust et de Dorian Gray, et sans doute ne l'a-t-on jamais fait plus fort qu'aujourd'hui, ce rêve de rester jeune qui est bien souvent devenu une sorte de dictature.

Et certes, je préfère de beaucoup fêter 364 jours par an mon non-anniversaire, plutôt que de voir venir ce jour funeste de la commémoration de ma naissance, qui est aussi et surtout un rappel de mon rendez-vous de plus en plus prochain avec la mort. Sans doute Lewis Carroll lui aussi aimait-il mieux ce temps poétique de l'enfance où le temps passe si peu.

Qu'il est difficile de se voir vieillir ! La première ride, le premier cheveu blanc... On n'y croit pas, on ne veut pas y croire... Comment ? À peine trente ans, et déjà... ? Alors on commence à tricher sur son âge, comme si le fait d'avouer une ou deux années de moins qu'on n'en a vécues allait effectivement ralentir la marche du temps, effacer ses marques sur la peau... Tout le monde déteste vieillir, voir peu à peu s'évanouir son éclat. Et tout le monde déteste au moins en parler.

Et pourtant, j'ai presque hâte d'atteindre mes quarante ans, ce beau chiffre rond que l'on considère habituellement comme celui du milieu de la vie. Car déjà, alors que mon corps et les traits de mon visage ont perdu leur superbe tenue d'adolescence, je me sens en pleine force de l'âge, à la fois traversée par la fougue de la jeunesse et la sagesse de la vieillesse. Et je me dis que chaque âge de la vie, dans sa précarité, a sa grande beauté, pour peu que de cette fugacité on veuille bien faire le feu d'artifice qu'il mérite. Plus personne ne veut avoir d'âge, quel dommage !

Regardons-les défiler, ces âges qui, entre deux néants, nous façonnent, qui font et défont notre corps : *bas âge*, celui de la mémoire enfouie et du corps au parfum et au potelé de brioche ; *premier âge*, celui des rires et des écorchures aux genoux ; *âge tendre*, celui des promesses et des yeux innocents ; *âge ingrat*, celui de la révolte et des boutons sur la figure... Sans oublier la joyeuse et légère *fleur de l'âge*, la fière et déjà inquiète *force de l'âge*, l'entre-chien-et-loup *entre deux âges* et enfin le *retour de l'âge*, épouvantable et merveilleux comme la boucle du huit. L'âge, semblable au sang, coule dans nos artères comme dans un 8. Mourir dans ses 80 ans... Voire plus si affinités avec la vie, avec ce *quatrième âge* qui doit bien être un peu d'or, comme les noces du même nom... Pourquoi un corps en train de se ruiner ne serait-il pas aussi beau qu'une fleur en train de se faner, ou qu'un arbre en train de s'enflammer de feuilles roussissantes ?

PETITES SCÈNES D'HÔPITAL

Deux mois et demi, c'est bien tôt pour faire l'expérience de la maladie. C'est comme ça. Mon bébé est malade. Quand on m'a dit : « Il faut l'hospitaliser », c'est sorti tout seul de mon cœur : « Je ne veux pas. » Et puis je ne pouvais plus m'arrêter de pleurer. Non par peur de sa maladie, qui se soigne très bien, mais par peur d'être séparée de lui. On a fait nos bagages rapidement, j'ai pris le bébé sur mon ventre, dans le sac kangourou, et on est montés dans la neige, une demi-heure à pied, pour rejoindre la voiture. Ensuite, trois heures et demie de route jusqu'à l'Hôpital des Enfants, à Bordeaux.

Aux urgences, Pascal, l'ami d'enfance d'Olivier, interne en pédiatrie, nous attend. Tout de suite, sa présence me rassure. C'est pour ça que nous sommes venus jusqu'ici. On s'embrasse, on sourit, tout le monde, y compris les gens de l'accueil, a soudain l'air joyeux. Il examine le bébé, avance un diagnostic qui s'avérera juste, nous accompagne au service de néonatalogie. Là-haut, je pleure encore un peu, en serrant le bébé contre moi, parce que contrairement à ce que j'espérais, je ne pourrai pas rester avec lui cette nuit, faute de place. Vers une heure du matin, on lui installe une intraveineuse dans la tête. Il me semble que cela dure une éternité, durant laquelle il hurle. Quand on le recouche dans son berceau, avec sa perfusion, il me regarde d'un air affolé, puis s'endort brusquement, épuisé. Dans son sommeil il a encore, de temps en temps, un sanglot. Je m'en vais.

Le lendemain, à huit heures et demie, je suis auprès de mon bébé. Les infirmières sont gentilles, elles lui ont donné son biberon quand il a eu faim, sans attendre l'heure théorique. J'amène mon bébé à la fenêtre, pour lui montrer le dehors. Sur le parking, en bas, je vois un homme appuyé contre un arbre, la tête entre les mains, le front contre l'écorce. Il reste ainsi longtemps, on dirait qu'il pleure. Enfin il rejoint une estafette couleur crème, monte à l'arrière. J'attends, mais il ne se passe plus rien.

Le bébé et moi allons nous promener dans le couloir. L'espace est très ouvert, très gai, avec des dessins sur les murs, et de jolies couleurs. Par les portes ouvertes des chambres, je regarde les autres bébés, pour la plupart des prématurés.

Quand arrive l'heure de la tétée, ils se mettent à crier tous ensemble. J'ai envie de les prendre tout contre moi pour les consoler, et de leur donner le sein. Encore une fois, je me fais la remarque que nous sommes décidément très seuls, dès la naissance. Chacun d'eux, minuscule dans son petit lit transparent, comme un bloc de solitude. Et moi, seule aussi, avec mon envie impossible de les réconforter.

Olivier nous rejoint. Après le biberon, le bébé affaibli nous donne quand même quelques sourires. À midi, on descend voir Pascal. En ce moment, il est au service réanimation. Il entrouvre la porte, dit qu'il n'aura pas le temps de déjeuner avec nous. Il fait une drôle de tête. Dans ce service, il n'y a que des enfants entre la vie et la mort. Olivier lui lance : « Ah ben t'es gai comme mec, toi ! » On éclate de rire.

Dans l'après-midi, le bébé est en meilleure forme. Je le promène encore dans le couloir. Je croise d'autres mères avec leurs bébés, il me semble qu'ils sont tous plus malades que le mien. Pourtant, quand je leur dis ce qu'il a, elles font toutes une grimace de compassion, qui me vexe un peu. Comme si notre cas était pire que le leur. Dans la concurrence des maladies, j'aimerais quand même qu'on se rende compte que nous jouons dans la catégorie des moins graves.

Il y a une maman qui me fait encore plus mal au cœur que son bébé, tellement elle souffre et se ronge les doigts en arpentant le couloir, tandis que sa petite fille hurle parce qu'on lui installe une sonde dans le nez.

Je n'ai pas encore eu le temps d'ouvrir le livre que j'ai amené, *l'Écriture ou la vie*. Je me dis que le *ou*, dans ce titre, n'est certainement pas privatif. Il faut que j'écrive mon papier pour *Libé*. Assise à côté du berceau, j'ai commencé *le Rêve du front*. Mais j'ai plutôt envie de raconter quelques petits morceaux de vie à l'hôpital, ça a bien un rapport avec le corps, non ? Ce soir, une chambre mère-enfant se libère, je pourrai rester avec mon bébé. Ça me rend joyeuse, je lui chante des petites chansons.

VOUS N'AVEZ PAS LE MONOPOLE DU CORPS

Souvent les gens me regardent de travers à cause de certains de mes livres. Comme me disent les journalistes, d'un air finaud : *érotiques ou pornographiques* ? En général pour me faire comprendre que mes romans selon eux sont de la cochonnerie, à tous les sens du terme. Ce qu'ils n'aiment pas, c'est ce que le dieu de l'Éden réprouvait déjà, à savoir qu'un être humain, et a fortiori un être humain censé obéir (une femme, par exemple), montre, d'une manière ou d'une autre, qu'il a un corps, à la fois sujet et objet de désir. Et ce que font ces censeurs en puissance, c'est perpétuer la tendance de tous les encadreurs d'humanité, religieux ou politiques, qui est de dénier à autrui le libre usage de son corps. Tu n'utiliseras pas de préservatif. Tu voileras ton visage. Tu n'avorteras pas. Tu ne te drogueras pas. Tu ne forniqueras, fumeras, boiras, mangeras, que dans les limites autorisées. Au nom de quoi ? Nul ne le dit. Tous ces interdits sont de la nature du tabou, et ne semblent devoir nécessiter ni justification ni explication sérieuses. En fait, tous participent de la même raison suprême : avoir conscience de son corps et de ses désirs, c'est la porte ouverte à toutes les désobéissances. Ce que ne supporte évidemment aucune forme de pouvoir. De la torture d'État à la violence domestique en passant par le harcèlement sexuel dans l'entreprise, les abus de pouvoir s'exercent en priorité sur les corps. Et si, au lieu de tous ces tabous qui tendent à limiter notre liberté à travers celle de notre corps, on faisait plutôt la promotion de cet interdit : nul n'a de droits sur le corps d'autrui ?

Le problème des femmes et des enfants victimes de violences fait froid dans le dos, mais jamais autant que lorsqu'on se trouve confronté à des cas précis. Un ami qui travaille à l'hôpital me raconte qu'il a dû essayer de soigner, à quelques jours d'intervalle, une petite fille de trois mois battue (côtes fracturées, hématomes à l'intérieur de la tête qui auront vraisemblablement des séquelles neurologiques), et un bébé de huit mois jeté par son père du quatrième étage. On peut sans doute expliquer la conduite des bourreaux par toutes sortes de raisons étrangères à la raison. Il n'en reste pas moins certain que dans l'esprit de beaucoup d'adultes, battre un enfant est légitime – et que dans l'esprit de certains hommes, les femmes aussi de temps en temps méritent bien une petite correction. S'ils n'étaient aussi persuadés de leur bon droit, peut-être y aurait-il moins de dérapages vers cette forme de crime.

Hier, en allant au village, je me suis arrêtée à la boulangerie. Comme il n'y avait personne, j'ai discuté un peu avec l'employée, une jeune femme que je connais bien. Elle était un peu déprimée. Depuis qu'elle travaille ici, de sept heures et demie du matin à huit heures du soir, elle ne voit plus ses trois petits enfants. Elle leur prépare tout la veille, les vêtements, les repas, et ils se débrouillent, seuls à la maison, y compris pendant les longues journées des vacances. « Ils n'ont que moi, tu comprends... », me dit-elle. Je comprends, oui. Cette détresse. Je me suis trouvée dans le même cas, il y a quelques années, quand mes aînés étaient petits. Et c'est le lot de combien de mères célibataires, séparées ou divorcées ? Laisser les enfants seuls à la maison pendant que, le cœur gros d'angoisse, on s'en va gagner trois francs six sous... Parce que tout le monde n'a pas les moyens de se payer une nounou, ni même la crèche (quand il y en a une). Parce que notre société n'est pas faite pour les hommes, et encore moins pour les femmes, et encore moins pour les enfants – et ceux qui sont le plus susceptibles d'abus sur leur corps sont aussi ses victimes. Candidats aux pouvoirs de toute sorte, au gouvernement, au bureau ou à la maison, n'oubliez pas : vous n'avez pas le monopole du corps. Femmes, engagez-vous en politique, et capitaines politiques, faites comme si le bateau coulait (ce qui est peut-être le cas, d'ailleurs) : les femmes et les enfants d'abord. Ne représentent-ils pas l'avenir ?

SAISON DES AMOURS

C'était la première vraie grande et belle journée de printemps. À 1600 mètres d'altitude, un soleil pas encore très haut par-dessus les arbres, mais jaune comme un bouton d'or. J'ai mis ses lunettes noires au bébé, et nous sommes partis nous promener dans la forêt. Sur le chemin, le tapis de feuilles de l'automne dernier craquait encore. De larges plaques de neige subsistaient, où les pieds s'enfonçaient, avant de patauger, là où elle avait fondu, dans une boue brune parcourue de filets d'eau occupés à suivre leur pente, en se frayant une voie dans les accidents du terrain.

Comme le chemin montait, mon corps s'échauffait. Quand j'ai eu le sentiment d'être parvenue au cœur, au cœur de moi et de la forêt, je me suis arrêtée. Le soleil passait à travers les hêtres encore dénudés, des oiseaux allaient et venaient entre les branches grises, se rencontraient, s'appelaient, s'affairaient à leur nid. Il se passe toujours de drôles de choses dans le corps, au printemps. Une sorte de poésie violente à l'œuvre dans les veines. Et là, presque seule dans le presque silence je la sentais en moi, je savais qu'elle était revenue m'habiter, me déranger, m'étranger, m'embrasser.

Je me serais bien mise nue, et étendue sur la mousse des pierres avec mon amoureux. Ou même toute seule, après tout... Avec juste le soleil contre ma peau... Mais je suis restée debout au cœur de la forêt, immobile, à savourer les élans de mon cœur.

Après un si long hiver dans la neige... À Montréal, que l'hiver et la neige enveloppent pendant six mois, c'est à l'arrivée du printemps qu'on enregistre les plus forts taux de suicide, en même temps que, dès le premier beau jour, on assiste dans la rue à une formidable démonstration de joie et d'excitation de toute la population. Ce qui se passe en nous à ce moment de l'année est sans doute davantage d'ordre psychologique que physiologique, depuis que nous avons perdu le rythme biologique des animaux, que nous n'avons plus vraiment comme eux de saison des amours. Tout de même, il doit rester dans nos gènes quelque lointain souvenir capable de déclencher une exaltation parfois si puissante qu'elle atteint l'insupportable, faute de se reconnaître un objet précis.

Toujours debout parmi les arbres, je me suis mise à penser à Anaïs Nin, dont je suis en train de lire la biographie, parue récemment aux États-Unis. Deirdre Bair, sa biographe, n'est pas tendre avec elle. À l'en croire, Anaïs faisait de son corps un usage débridé, et dénué de tout respect : nymphomane, incestueuse, et, toujours sans état d'âme, tuant dans son ventre l'enfant qu'elle portait depuis six mois... Pourtant, n'est-elle pas de celles qui ont parlé des femmes avec le plus de finesse et de beauté ? *Quand l'homme est dans son ventre*, écrit Anaïs dans son journal, en parlant de la femme, *elle est comblée, chaque acte d'amour est pour elle une possession intérieure, un acte de naissance et de renaissance, elle porte un enfant et elle porte un homme.* N'est-elle pas de celles qui ont cherché, quitte à en souffrir, à comprendre sincèrement, en dehors de toute idéologie, les femmes, le corps des femmes ? En cette saison de naissance et de renaissance, je me dis qu'il reste tant à faire encore en cette voie où l'on se trouve souvent si mal aimée, à commencer, parfois, par les autres femmes...

DU DÉSIR ET DE LA POÉSIE

Si Rimbaud avait vécu de nos jours, peut-être serait-il mort, au lieu de trop d'Afrique, d'overdose, ou d'un coup de fusil dans la tête. Peut-être se serait-il appelé Kurt Cobain et aurait-il dit à un Verlaine d'aujourd'hui : *Rape me, my friend.* Rimbaud est mort jeune, comme tous les poètes, et les jeunes comme toujours aiment la vie, la mort, l'amour et la poésie.

Un sondage réalisé récemment en Allemagne révélerait que le désir sexuel des jeunes se serait réduit au minimum (la peau de chagrin du préservatif ?). Je ne crois pas plus aux sondages qu'à l'astrologie, mais ils nous révèlent au moins quelque chose : ce que veulent qu'on pense ou qu'on soit ceux qui les commandent et les diffusent. Il n'est pas très sorcier de faire dire ce qu'on veut aux sondages et aux sondés, de fabriquer de toutes pièces une vérité qu'ensuite tout le monde prend pour argent comptant. Une étudiante en journalisme me téléphone l'autre jour pour me demander mon sentiment sur la baisse du désir des jeunes : le thème est à la mode.

Même chose pour la poésie. Je n'ai encore lu aucun sondage sur ce sujet, mais tout le monde, à commencer par des intellectuels censés être à l'écoute de leur monde, s'entend pour répéter que la poésie est morte. Ainsi des esprits qui se veulent libres et lucides se montrent-ils en réalité tout bêtement réactionnaires. Dépréciant le présent par rapport au passé, ils nient l'existence de ce qui paraît le plus dangereux pour l'ordre établi, tout en paraissant regretter sa disparition. Mais la poésie n'est pas morte, elle s'est déplacée vers le rock et d'autres musiques que les adeptes de la culture classique ne reconnaissent pas. Au cours des siècles et des civilisations, des récitations des chamans aux épopées chantées par les troubadours, la poésie n'a-t-elle pas toujours adopté des formes différentes, et fait bon ménage avec la musique ?

Le désir aussi, au cours des siècles et des civilisations, s'est exprimé sous différents aspects : amour courtois, libertin, romantique... À l'aire de la pilule, il est devenu libre. Avec l'apparition du sida, il a retrouvé une entrave sérieuse. Mais pourquoi se serait-il éteint ? Encore une fois, voilà le discours réactionnaire : il n'y a plus de littérature, il n'y a plus de musique (sous-entendu de *grande* musique), il n'y a plus d'art (l'art moderne considéré comme une supercherie), il n'y a plus de saisons, plus de morale, plus d'enfants ni d'hommes, plus de poésie, plus de désir, etc., etc. Discours à courte vue, paradoxalement coupé de la mémoire, la mémoire vraie, celle qui, au lieu d'inciter à la comparaison au profit d'un passé aussi simplifié et idéal qu'irréel, permet la nuance et la mise en perspective. Le monde change, le désir et la poésie comme toujours appartiennent d'abord aux jeunes, et il n'est pas étonnant que l'un et l'autre aient changé de forme, et qu'on ne sache pas toujours les reconnaître. Comment imaginer qu'ils auraient pu rester les mêmes, quand on entend nos bons bourgeois d'hommes politiques déclarer qu'ils aiment lire les poètes (ceux d'avant, bien sûr), sans doute le soir au lit à côté de bobonne, avant de s'endormir ?

I can't get no satisfaction... I am a sex machine... Rape me, my friend... Que ceux qui ne sont pas sourds écoutent... Ils entendront... Les fils croisés de la poésie et du désir, ces vieux alliés...

LES ODEURS INCORRECTES

Lundi, c'est jour de marché à Luz. Je ne m'habituerai jamais à la beauté de ce pays. Chaque jour de l'année, et à toute heure du jour, c'est un nouvel émerveillement, d'être au monde, et dans ce monde-là. Spécialement en cette matinée, dans le soleil, sur cette place, avec les arbres fraîchement habillés de vert à flanc de montagne, le chœur viril des chants pyrénéens diffusés par le vendeur de K7, le bavardage des paysans heureux de se retrouver en ce rendez-vous hebdomadaire, et l'odeur des vaches, veaux, taureaux, exposés à la vente. Tout était beau à craquer de bonheur... Mais pourquoi donc nous entassons-nous dans les villes ? Pourquoi aucun gouvernement n'a-t-il tenté un réel aménagement du territoire, qui puisse donner aux gens le choix de vivre ailleurs, en France, qu'à Paris, dans sa banlieue, et une poignée de grandes villes ? À quoi servent donc les moyens de communication modernes ? Pourquoi aucun candidat n'évoquet-il sérieusement, autrement que sous les formes du passéisme ou de l'utopie, cette question qui pourrait pourtant être essentielle dans la lutte contre le chômage et l'exclusion ?

Mais revenons à nos vaches...

L'odeur des vaches... Beaucoup souriront sans doute, mais je me délecte de l'odeur des vaches. Comme de celle d'un chien mouillé, ou encore des aisselles d'un homme qui a passé l'après-midi à couper du bois au soleil... Et de bien d'autres encore, l'odeur d'épices indiennes dans le passage Brady, celles qu'on respire chez Tati à Barbès le samedi après-midi, quand la foule est au plus dense, celle des parfums dans les duty free shops des aéroports, celle de l'herbe qu'on vient de couper, celle du gâteau qui est au four, celle d'un bon vin rouge, celle de l'océan, et même cette épouvantable odeur de décomposition d'une baleine qu'un jour j'ai trouvée échouée sur la plage, et retrouvée plus tard dans un livre de Gadenne... Bonnes ou mauvaises, les odeurs ont toujours, en fin de compte, un puissant attrait qui est leur sens.

Mais le bon Français préférera toujours que sa cage d'escalier sente le chou-fleur plutôt que le couscous, n'est-ce pas Monsieur Chirac ? Car les odeurs aussi peuvent être plus ou moins politiquement correctes. Même s'il est volontiers pornocrate ou graveleux, le néo-puritain a peur du plaisir comme de la vie. Et n'apprécie pas davantage l'odeur des sécrétions intimes que celle du sang, pas davantage l'amour, au fond, que la chasse ou la corrida, par exemple. Si le néo-puritain est antiraciste, anti-discriminations-en-tous-genres, c'est pour faire écran à ses phobies, car dans la réalité il se mélange très peu aux autres (il ne peut pas les *sentir*) ne supportant que ce qui lui ressemble, et pour cette raison faisant névrotiquement semblant de croire que tout le monde, y compris parfois les animaux, est son semblable.

Dieu merci les êtres ne sont pas plus égaux ni semblables, et n'ont rien de plus à voir avec une échelle de valeurs, que leurs odeurs. À l'heure où la mode est au pas d'odeur du tout, ou aux odeurs artificielles, déodorants corporels et autres parfums pulsés dans les lieux publics, je réclame encore et encore des odeurs *réelles*, autant d'odeurs que la vie est riche, diverse et variée, et que je m'en régale.

LES RÊVES DU CORPS

LE RÊVE DES PIEDS

Un jour, ses pieds se mirent à rêver. Jusque-là, ils ne s'étaient jamais manifestés autrement que par des ampoules au talon ou des cors au petit orteil, quand elle avait marché plus d'un quart d'heure en escarpins. Ce qui ne lui arrivait pas souvent, car elle portait habituellement de grosses et larges bottines dans lesquelles ses pieds, étalés à leur aise, se faisaient parfaitement oublier. C'est d'ailleurs à peu près tout ce qu'elle leur demandait : être là pour accomplir les tâches les plus élémentaires de la vie, réaliser toutes sortes de choses réputées bêtes comme leurs pieds, par exemple la conduire là où elle avait besoin d'aller, l'aider à faire les cent pas quand elle se sentait tourner en rond, frapper le sol en cadence quand elle se mettait à courir, la faire rester sur terre par grand vent... Et pour le reste, se faire oublier.

Ses pieds pourtant avaient connu l'amour, avec cet homme qu'un jour elle avait rencontré, et qui était une sorte de fétichiste des pieds. Il les lui couvrait de caresses et de baisers langoureux, et c'était bien agréable, mais ensuite elle avait abandonné cette pratique en même temps que cet amant. Son rêve à lui, c'était les pieds de femmes, leur cambrure, leur cou, leur manière de s'habiller et de se déshabiller, d'un bas, d'une chaussure, et l'accent aigu de la cheville... C'est dans leurs pieds qu'il devinait la grâce des êtres, dans leur taille, leur forme, où il savait reconnaître leur rêve profond... Ainsi cet homme avait aimé ses pieds, mais ses pieds étaient encore pour elle des inconnus, et elle s'était désintéressée de leur pouvoir de séduction, avait ignoré leur aventure amoureuse. Et encore une fois, l'oubli était tombé sur eux.

Et puis c'est arrivé. C'est arrivé dans un musée, devant l'œuvre d'un aborigène d'Australie. Elle regarde au mur les points de peinture jaunes et rouges, qui s'enroulent et dessinent les chemins dans l'espace, et alors ses pieds vont se mettre à danser, une danse lente et vive, de petits pas comme une aiguille à coudre, qui piquent le sol des chemins tracés sur le mur. Par terre sur le plancher du musée, sans souci des visiteurs autour d'elle, du monde extérieur à celui qu'elle délimite de ses pas, sur le plancher ses pieds redessinent le tableau, pas à pas ses pieds entrent dans le rêve, du talon elle réimprime chaque point de l'œuvre dans le sol. Ses pieds l'entraînent, la libèrent... On dit toujours que la main fait l'humain... Les mains produisent, les mains font l'avoir... Tandis que les pieds font l'être.

Quand ses pieds sont entrés dans le rêve, elle est devenue légère, son corps devient mouvement. De la plante des pieds elle épouse la terre, talon voûte orteil posent des baisers de chair sur le sol sablonneux, les cailloux du chemin, les herbes tendres et les herbes dures des sentiers du rêve, car le rêve est le monde, et dans ce monde les humains se mettent en marche, passé présent et avenir confondus dans une même aventure, portés par le rêve de leurs pieds les humains parcourent le vaste espace, défaits de toute lourdeur les humains nomment et animent le monde, leurs pieds nomment toute chose du chemin, arbre pierre rivière, donnent histoire à toute chose, et les peuples se croisent, peuplent le monde de réseaux, des pieds par myriades foulent le sol en suivant les dessins du tableau, jaune, rouge, la terre se pique de myriades de pas, pour seule richesse et possession les humains ont leurs pas, leurs pas mot après mot qui tracent des phrases dans l'espace...............................
....

et la voilà si légère, portée par l'ondulation des phrases, par la marche des humains comme une armée de signes, la voilà soulevée, ses pieds maintenant arpentent la terre sans même la toucher, ses pieds libérés marchent au-dessus du sol, poursuivent dans l'air leur patiente écriture... Suspendus dans le temps... Libérée.

LE RÊVE DES OS

Les os depuis toujours savent qu'ils ne sont qu'un grain de sable dans le temps. Alors que les autres éléments du corps, peau, sang, muscles, organes et humeurs, pourtant plus fragiles et bien plus rapidement périssables que le squelette, s'imaginent volontiers immortels. C'est que, contrairement aux os, nos substances molles sont de grandes sentimentales, toujours prêtes à s'épancher, à s'apitoyer sur elles-mêmes et sur leurs semblables, toujours prêtes à jouir aussi, en bonnes amoureuses de la vie qu'elles sont. Et il faut bien avouer que nous, êtres humains, sommes bien souvent plus proches de nos chairs que de nos os. Non que nous ne sachions, comme elles, que nous mourrons un jour, que nous mourons même un peu à chaque instant que nous vivons, mais, n'est-ce pas ? nous préférons l'oublier.

Et qui nous en voudrait ? N'est-il pas dramatique de savoir qu'il nous faudra un jour, à une date que nous ignorons, nous arracher à ce bouillonnement terrible et festif qui nous a sortis du néant ? N'est-il pas dramatique de devoir vivre sous la menace de voir, par la mêmefuneste fatalité, arrachés à nous les êtres qui nous sont les plus chers ? Tel est notre triste sort, et il n'est pas étonnant que nos chairs, comme nous-mêmes, sur ce sujet jouent l'ignorance.

Un squelette qui se plaît à danser avec une jeune fille bien en chair : c'est ainsi que parfois les artistes représentent la mort. Mais si la jeune fille et le squelette dansent, le tableau n'est-il pas plutôt une célébration de la vie ? Ce qui se trame à l'intérieur de notre corps, toute notre vie, c'est bien cela : un squelette et une jeune fille qui dansent ensemble. Le ballet des os et de la chair, de ce qui dure et de ce qui passe en nous...

Il ne faut pas croire trop vite que ce sont les os qui sont l'image de notre mort, ni que la jeune fille est celle de notre vie. Toute sa vie, la jeune fille ne rêve que d'être aimée, pardonnez-moi, jusqu'à l'os. Et si celui qui l'aime ainsi jouit totalement d'elle, c'est grâce à ses os justement, qui, comme au pot-au-feu, lui donnent tout son goût.

Les os aiment la jeune fille, et lui souhaitent de faire de vieux os, mais leur vrai rêve est ailleurs...

Ah ! finir dans la gueule d'un chien ! soupirent certains gros os. Et il faut bien les comprendre : jamais la jeune fille ne pourra leur offrir ce corps à corps violent de dents contre os, cette brutalité enfin à la mesure de leur propre dureté... Si nous avions conscience de ce rêve de certains de nos os, assurément nous serions vexés, nous nous sentirions atteints dans notre dignité. Jamais la jeune fille qui est en nous ne saurait admettre que son partenaire, nos os, prendrait plaisir à être jeté dans la gueule bavante d'une bête affamée, à être rongé, croqué et dégusté par un vulgaire chien... Et pourtant, je connais bien des os qui n'ont pas de rêve plus sensuel que celui-là.

Mais bien sûr, les os songent aussi avec délices au moment où, d'ossature, ils deviendront ossements, au moment où la jeune fille que l'instant d'une vie ils auront enlacée aura tout autour d'eux fondu, et où ils ressortiront de terre pour être polis et blanchis par le soleil et la pluie, au moment où ils seront émiettés et transportés par le vaste vent, au moment où, sable, ils retourneront aux sables... Car les os depuis toujours aiment à être un grain dans les sables du temps.

LE RÊVE DES FESSES

C'étaient de bien jolies fesses, rondes et douces et fermes, juste comme les mains et les dents les aiment. Un peu ingénues toutefois. Car, en dehors des aventures de l'amour et de la digestion, elles n'avaient pas vu grand-chose. La plupart du temps confinées dans la pénombre d'un sous-vêtement, elles n'en étaient généralement sorties que dans l'intimité d'un espace clos : les toilettes, le lit, la chambre, par exception la cuisine... Voilà à peu près à quoi se limitait l'univers des fesses.

L'été, il leur arrivait d'être exposées au grand air. À plusieurs reprises, elles s'étaient retrouvées à griller au soleil sur une plage. Au début réjouies de sentir le petit vent frais de la mer chatouiller leur courbe, la chaleur passionnée des rayons du soleil embrasser leur chair, elles avaient vite déchanté. Car le soleil n'était pas en vain un compagnon ardent : il brûlait, littéralement. Et les fesses s'étaient retrouvées plus rouges qu'au plus chaud de n'importe lequel des combats amoureux, pourtant parfois fort vifs, auxquels elles avaient été mêlées. Honteuses et douloureuses, elles n'avaient alors aspiré qu'à retourner à leur ombre coutumière.

Nous ne sommes que des créatures de l'ombre, pensaient les fesses. Et elles continuaient à accomplir humblement leurs tâches quotidiennes, toujours fidèles au poste quand leur propriétaire avait besoin de s'asseoir, ou quand des mains amoureuses avaient envie de les flatter. En toutes circonstances, les fesses offraient leur rondeur musculeuse et dodue avec la même modestie, sans jamais se douter qu'elles constituaient l'un des plus beaux atouts de l'être dont elles étaient les servantes. Elles avaient bien entendu parler d'autres fesses, qui circulaient à visage découvert au cœur de forêts touffues, des fesses d'êtres qu'on appelait primitifs, et qui avaient toute liberté de flirter au grand jour avec la nature, de se poser à même le sol et de connaître le goût et l'odeur de la terre, du bois, des feuilles et des herbes, et aussi des saisons et des brises... Mais ces fesses-là étaient assurément d'un autre monde, des privilégiées de naissance, et il ne venait même pas à l'idée de nos deux amies, soumises et résignées, qu'elles pourraient bien, elles aussi, jouir de cette vie de reines.

C'est alors qu'une nuit, elles virent la lune. À ce moment-là, leur propriétaire était, il est vrai, pas mal éméché. C'était une belle nuit de printemps, un de ses amis avait organisé une grande fête d'anniversaire, où il ne manquait ni vins ni joints. Or donc on était au milieu de la nuit, et la plupart des invités s'était répandue dans le jardin, sous le ciel étoilé, quand le propriétaire de nos deux héroïnes, pris d'une subite inspiration, se pencha en avant et baissa son pantalon, à seule fin de faire profiter l'assemblée du spectacle de ses deux merveilles. Lesquelles, peu habituées à la foule, eussent été fort embarrassées de ce geste, si elles n'avaient en cet instant précis découvert, dans l'ample velours nocturne tendu au-dessus d'elles, une lune pleine et scintillante comme une auréole.

Les fesses la regardèrent fixement. Et, pour le restant de leur vie, entretinrent ce rêve fou d'aller un jour poser leurs pâles rondeurs sur cet astre si blanc, si rebondi, si crémeux, qui avait, en quelques secondes, illuminé leur existence.

LE RÊVE DU FRONT

Avec lui, le Temple était bien gardé. Consciencieux, solide, sans défaut : front il était, front il faisait. Apparemment sans états d'âme, il passait parfois pour buté, mais ce n'était là qu'une façade. En réalité, il suffisait de l'observer un peu pour s'apercevoir qu'il avait connu toute une vie d'émotions, angoisses, bonheurs et labeurs que le temps avait consignés en rides sur sa fière surface : deux beaux sillons horizontaux et parallèles, comme profondément inscrits à la plume, car c'était le front d'un vieillard, entre la ligne des épais sourcils blancs et la racine, blanche aussi, des cheveux, deux belles vagues planes majestueusement étendues d'une tempe à l'autre. Fronçait-il ou levait-il les sourcils, et alors les vagues s'animaient, les sillons se creusaient un peu plus encore dans ce champ labouré qui gardait la fraîcheur d'une terre arrosée pendant des décennies : car c'était le front d'un homme qui avait vécu sa vie à la sueur de son front, un homme qui n'avait ménagé ni ses peines ni ses joies ni ses peurs, un homme qui avait abordé la vie de front, comme on prend le taureau par les cornes, un homme qui après avoir été contraint de le courber toujours avait relevé le front, qu'en définitive il gardait haut, et fier, et buté disaient donc certains petits esprits.

C'est qu'ils ignoraient tout de la vie intime du front, de ses rêves et de ses plaisirs. Comme on le savait chaste, on le pensait facilement puritain. Et d'aucuns ne se privaient pas de l'imaginer torturé par les fantasmes les plus débridés, lui qui n'avait jamais connu que des effleurements aussi rapides et peu érotiques que lorsqu'il était encore un tout jeune front : c'était sur lui que les lèvres et les doigts maternels venaient déposer leurs vœux de bonne nuit. Il est vrai que le front n'avait jamais eu une vie amoureuse torride, qu'il n'était pas un endroit très fréquenté par les autres parties des autres corps, une lande où se seraient volontiers promenées les langues, par exemple. Mais le front n'en avait cure. Les plaisirs les plus simples l'avaient toujours parfaitement satisfait, lui qui aspirait avant tout à accomplir sa mission de gardien du Temple. Car il n'y en avait pas de plus grande.

Derrière lui, le front, s'enroulait le fabuleux labyrinthe gris où usinaient et se tapissaient comme autant de dieux et de trésors les myriades d'éléments présidant au commandement central du corps, au déchiffrage du monde, et à la mémoire. Que se passait-il exactement là-dedans, le front n'en avait à vrai dire qu'une vague idée. Du reste, cela dépassait sa compétence. Son job à lui c'était de faire barrage, d'empêcher l'armée disparate et saugrenue de signes, sensations, malheurs, rêves, doutes et désirs pressée derrière sa paroi de se répandre aux yeux de tous, nue, misérable et magnifique, de l'empêcher de s'exposer tout entière au monde et d'impudeur venir mourir au front. Et de cet emploi le front s'acquittait si bien que tous ou presque le croyaient mur, alors qu'il n'était que fenêtre, fenêtre aux volets certes clos mais par les interstices desquels un regard un peu curieux eût pu épier bien des mouvements de l'armée du Temple.

Cependant, toujours imperturbable et fidèle au poste, le front rêvait. Du jour où, de retour sur terre pour une nouvelle vie, il serait front de mer, un front enfin ouvert où tous les horizons du monde s'épouseraient sans retenue.

LE RÊVE DU PÉNIS

Il fallait toujours qu'il exagère. Qu'il entre en action, qu'il songe, qu'il pleuve ou qu'il vente, c'était toujours plus fort que tout, et d'abord plus fort que lui. À peu près constamment reclus, comme un rebut de la société, il s'adonnait au rêve sous toutes ses formes, avec cette même tendance à l'abus qui le caractérisait en tout. Le pénis était certainement même, du corps masculin, la partie la plus portée sur le rêve. Au point que certaines mauvaises langues allaient jusqu'à prétendre que c'était dans sa petite tête que siégeait le cerveau du mâle. Mais nous ne les suivrons pas sur ce terrain, où les langues aimables ont bien mieux à faire.

Sa façon de garder un tant soit peu les pieds sur terre, si je puis dire, était d'échanger de temps en temps quelques impressions avec ses deux voisines – comment faire autrement quand on est obligé de vivre dans une telle promiscuité ? Mais ses relations avec elles relevaient plus de la politesse élémentaire, ou d'un intérêt purement professionnel, que d'une réelle amitié. Car le pénis était un solitaire dans l'âme, un idéaliste mystique qui n'aimait rien tant que de se dresser vers le ciel pour défier le Tout-Puissant. « Qu'en dis-tu ? », lui lançait-il, raide et congestionné d'orgueil. « As-tu vu comme on m'adore ? Ne suis-je pas la vie, l'énergie, le principe même, la divinité faite chair ? Descends donc te confronter à moi si tu es un homme ! » Évidemment il ne recevait jamais de réponse, car en supposant qu'il y eût quelqu'un là-haut pour l'écouter, il n'était pas sûr que ce fût un homme d'une manière ou d'une autre, ni même un être doté d'une quelconque virilité, et donc d'une envie d'en découdre. Et plus le pénis se trouvait confronté à l'indifférence du Ciel, plus il devenait vaniteux, plastronnant et faisant le cacou souvent jusqu'au ridicule, tout ça pour dissimuler et oublier sa terreur de se trouver réduit, par la mauvaise grâce du Tout-Puissant, à l'impuissance.

D'autres fois, fièrement retranché dans sa solitude, il employait ses longs moments de repos, pour exorciser son vieux démon, à élaborer des théories sur la vie. Certes il n'apercevait cette dernière que par un petit bout de la lorgnette, mais n'est-ce pas le lot des plus grands philosophes ? Et ce bout-ci en valait bien un autre.

Décidément le pénis était un anxieux. Quand enfin il renonçait à fanfaronner, à se comparer à l'incomparable, à essayer de comprendre l'incompréhensible, il se mettait à rêver. Mais ce n'était plus du rêve, c'était du délire. Place de la Concorde, gigantesque et entièrement doré, il se dressait au lieu de l'Obélisque. Jaloux de son éclat, le soleil dardait sur lui ses rayons rouges, tandis que la foule des pèlerins et des pèlerines, à la queue leu leu, patientait pour venir apposer ses millions de mains et de bouches dévotes sur sa peau d'or, douce et brûlante, et qu'après ça beaucoup tombaient à genoux et sanglotaient, et beaucoup d'autres avec des cris déchirants entonnaient un hymne à sa gloire, et les paroles mélancoliques de leur chant montaient dans le ciel flamboyant du soir : *dur dur d'être un pénis dur dur d'être un pénis*, ad libitum jusqu'au vertige, et alors la tour Eiffel n'en pouvant plus accourait de l'ouest et venait se poser sur lui, les quatre jambes ouvertes, et lui d'un air de rien se rinçait l'œil sous sa jupe et l'empalait, enfoncé bien profond dans la tour Eiffel il devenait fontaine et par tous les trous de la ferraille arrosait la foule, jaillissant comme un feu d'artifice au moment du bouquet final. Car je vous l'avais bien dit, il fallait toujours qu'il en rajoute.

LE RÊVE DE LA FLEUR

Finalement, c'est le nom qu'elle avait élu pour désigner son sexe. Fleur, ou plutôt *la* Fleur. À la manière dont on met l'article devant le nom d'une star. Ou dont un jour un homme lui avait dit : pour moi tu es LA femme, c'est-à-dire celle qui résume toutes les autres. Ainsi la Fleur représentait-elle dans son esprit non seulement son propre sexe mais aussi celui de toutes les autres femmes, le sexe féminin par excellence, personnage doté d'une existence et d'une personnalité indépendantes, figure mythique derrière laquelle se cachait un caractère humain, compagne exigeante qu'elle n'avait de cesse d'essayer de comprendre et d'apprivoiser, et avec laquelle elle tâchait de vivre dans les meilleurs termes, malgré sa nature sauvage et imprévisible.

Parfois il lui arrivait de l'appeler par ses autres noms, vulgaires ou savants selon les circonstances, mais aucun ne lui semblait vraiment satisfaisant, parce qu'aucun ne désignait l'ensemble de sa personnalité. Un peu comme si, pour parler d'une fleur, on était obligé de désigner tour à tour le pistil, les pétales, les étamines, etc., sans jamais pouvoir nommer le tout. Heureusement, le mot fleur existait, et il lui semblait assez adapté à son sexe, dont il rendait bien la délicatesse, la beauté émouvante quand il s'ouvrait comme la fleur au soleil, le caractère secret quand il se refermait comme la fleur à la tombée du soir, et aussi le féroce appétit, clairement parent de celui de la fleur carnivore.

Plutôt imbue d'elle-même, la Fleur s'imaginait volontiers être la fine fleur de la femme – un avis qu'après tout beaucoup étaient tentés de partager. Cependant, peu lui importait l'avis des autres, car elle avait son univers à elle, elle se considérait même comme un univers en soi, que rien n'eût su gouverner ni influencer, sinon son propre désir. Sorte de galaxie à l'énergie muette et fabuleuse, elle fonctionnait comme un aimant. Dans l'ombre du corps, l'île la plus tropicale de la femme était aussi la plus active, un laboratoire toujours bouillonnant où se tramait mainte alchimie. L'essentiel de son œuvre au noir avait pour but d'entretenir la puissance de son champ magnétique, car la Fleur n'aspirait qu'à être visitée, aimée, embrasée, l'essentiel de son œuvre était d'entretenir le rêve universel, rêve de symbiose et de jouissance, l'essentiel de son œuvre était d'habiter les rêves des autres, de pénétrer en douce la nuit dans les songes des femmes et des hommes, où elle prenait l'apparence d'un fauve affamé, de vastes cieux où ils voguaient, de calice où ils buvaient, de corolle où ils plongeaient.

Ainsi la Fleur aimait à se gonfler, faire la belle, l'importante et la mystérieuse, pour mieux attirer le chaland. Ce qui ne l'empêchait pas de se laisser aller, dans sa retraite solitaire, à des rêves beaucoup plus modestes. Comme d'être pénétrée et butinée par toute une ruche de bourdons, des bourdons aussi gros et doux que des oiseaux, infiniment vibrants. Butinée, et pourquoi pas ? Habitée... En permanence habitée... Comme elle saurait l'accueillir, le bourdon qui viendrait nicher en elle, ce sacré gros bourdon avec ses plumes veloutées, qu'il n'arrêterait pas d'ébouriffer et de faire vibrionner... La Fleur en fondait déjà de joie... Car malgré ses grands airs, il faut bien l'avouer, elle était aussi terriblement fleur bleue...

LE RÊVE DU VENTRE

Parfaitement contenu derrière une solide ceinture d'abdominaux, c'était un ventre plat. Ne connaissant ni ces débordements bonasses occasionnés par l'abus du boire et du manger, ni même les discrètes poignées d'amour qu'on lui eût pardonnées à son âge, ce ventre jour après jour se laissait sans difficulté épouser par les vêtements les plus ajustés, ce ventre pouvait, sans se soucier d'être rentré, passer nonchalamment devant les terrasses des cafés ou au bord des piscines, et de la même manière onduler dans les boîtes de nuit, se présenter pendant l'amour dans les positions les moins flatteuses, bref supporter en toutes circonstances le regard d'autrui, sans craindre d'offrir un instant un profil un peu relâché.

Or ce ventre souple et félin, aux lignes semblables aux cordes d'une lyre sous des doigts amoureux, en grand secret ce ventre de rêve au creux de lui-même entretenait un rêve.

Être ! soupirait cet éternellement plat, être le ventre d'une femme enceinte ! Rondeur, don, ouverture ! Au cœur de moi, la vie ! Qui me dévore, m'enceint, me capture ! Une nouvelle vie assoiffée de vie, un petit guerrier qui pousse et prend sa place, de plus en plus de place ! Violence inouïe ! Au noir de moi, l'œuvre en cours, le processus qui s'empare de la femme, lui donne cet aspect languide, engourdi... Symptôme de possession !

Corps et âme, moi, le ventre, posséder la femme par le corps qui l'habite ! La posséder par son propre corps, plus exigeant que jamais... Réclamant toujours plus de sang ! Plus d'oxygène ! Plus de sommeil ! Plus de nourriture ! Plus que jamais sensible, à vif, plus que jamais dans le besoin ! Besoin charnel...

Sexe et seins, gonflés ! Gorgés de sang ! Grâce à moi en état de priapisme latent... Si promptement éveillé ! Accès si facile, à des plaisirs si intenses... Sous ma peau tendue comme un tambour, alléluia ! La vie battra ! Pour la femme qu'ainsi je posséderai, le seul moyen d'obtenir de ses sens quelque repos sera : se laisser rouler, engourdie, jusqu'à la délivrance...

Parvenu au dénouement de son rêve, le ventre maintenant se disait qu'une fois soulagée de sa servitude mais sevrée de son état de grâce, la nouvelle mère, droguée désintoxiquée, dans les heures, les jours et les semaines qui suivraient l'accouchement n'aurait qu'une envie : recommencer... Retrouver cette sensation de vie à la puissance 2 ! Cette sensation de vie jouissive et pleine des grands moments de création ! Et le ventre, insatiable en son rêve, se voyait encore une fois immerger comme un poisson dans l'eau la femme au chœur du chaos... Fondamental du monde...

LES ONGLES

VINGT PETITES MORTS

Histoire de l'homme qui n'avait pas d'ongles

J'ai connu un homme qui n'avait pas d'ongles. La raison de cette infirmité, nul ne la connaissait. Tous les autres membres de sa famille, frères, sœur, cousins et ascendants jouissaient à leur naissance de vingt doigts normalement pourvus, et les avaient conservés, même si l'on comptait parmi eux quelques rongeurs d'ongles. Lui non. Alors que volontiers les bébés, dans leurs mouvements désordonnés, se griffent corps et visage des longues et fines lamelles de corne dont déjà leurs mains sont armées, lui pouvait se toucher, tâter et caresser à volonté, sans jamais risquer la moindre égratignure.

Cet homme me raconta qu'à l'époque seul son père fut véritablement bouleversé par cette anomalie. Passé le premier moment d'étonnement et d'embarras, tout le monde, y compris la mère, se fit rapidement une raison, admettant que Dieu merci, pour le reste l'enfant était tout à fait normal, et même tout à fait beau et éveillé, et qu'on aurait eu mauvaise grâce à se plaindre exagérément d'un handicap somme toute si bénin, quand par ailleurs on voit ce qu'on voit, et quand on imagine ce qu'on imagine des souffrances endurées par certains parents à cause des malformations, maladies et infirmités diverses et fatales échues à leur progéniture.

Seul le père donc continuait à se ronger les sangs à propos de cette absence d'ongles au bout des doigts de son fils, auquel il fit consulter, longtemps encore après sa naissance, tout un chapelet de médecins. Tous n'avaient en définitive qu'un diagnostic : anomalie génétique. Mais pouvait-on appeler cela une explication ? Le père ne s'en contenta jamais, et je dois dire que je le comprenais parfaitement. Cela me rappelait ce que me disait mon père à moi, quand j'étais petite.

« Il y a des gens, disait-il, qui trouvent une preuve de l'existence de Dieu dans le fait qu'il faut bien répondre à la question : qui a créé le monde ? Mais s'il faut que toute chose ait sa cause et son créateur, alors on peut aussi demander : si Dieu existe, qui l'a créé ? Et ainsi de suite. »

Je le voyais bien : toute question était abîme, boucle d'oreille à La vache qui rit. Et c'est ainsi que vingt ans plus tard, je me disais encore : si le fait que cet homme que j'aime n'a pas d'ongles vient d'une anomalie génétique, d'où vient cette anomalie génétique ? Et j'imaginais parfois qu'elle était la première étape d'une mutation de l'*homo sapiens* vers une autre forme d'humanité, et que, les ongles étant paraît-il en nous la survivance des caractères de nos plus lointains ancêtres, sauriens à écailles et oiseaux à plumes, nous les perdrions tous un jour, sur le long chemin de l'évolution qui nous éloignait de nos origines. Et je retirais souvent, de l'impression de faire l'amour avec un mutant, un étrange plaisir.

Si vous voulez savoir à quoi ressemblent des doigts dépourvus d'ongles, il vous faut penser à un crâne d'homme chauve. Pour l'aspect lisse et arrondi, et aussi pour la douceur toujours fascinante et un peu inquiétante de la nudité. Une fois, alors que nous étions au lit, je fis part de mon observation à cet homme. Et pour m'amuser, je saisis une boîte de crayons feutres, et dessinai un visage à l'extrémité de chacun de ses doigts. Quand, ensuite, il les promena sur mon corps, j'eus l'impression d'être parcourue, explorée et aimée par dix amoureux.

Ses orteils aussi étaient dépourvus d'ongles. Et c'était un délice de les sucer.

En vérité, le plus souvent, ses doigts aux bouts lisses et doux me faisaient penser à des pénis. Et il me suffisait de les voir pour être prise de désir.

Pour certains gestes de l'amour, qui exigent une grande délicatesse, ses doigts étaient d'une douceur sans pareille.

Quant à lui, il appréciait particulièrement mes ongles toujours longs, que j'adorais faire glisser sur son corps, en y traçant des chemins aigus, faire crisser sur sa peau, fouiller dans ses poils. Plus prosaïquement, j'aimais aussi les lui prêter dans quelques usages de la vie quotidienne qui étaient toujours demeurés hors de sa portée, comme de se gratter, ou bien, à l'aide de l'ongle le plus fin et le plus long, celui de l'auriculaire, de se nettoyer l'intérieur des narines ou des oreilles. Et même s'il est de bon ton de dénigrer ces gestes pourtant parfaitement sains et naturels, lui et moi y trouvions ensemble notre satisfaction, comme tout un chacun le fait habituellement en privé, mais seul.

Ainsi, le temps qu'elle dura, la relation que j'eus avec cet homme sans ongles m'apporta des joies inédites. Peu à peu cependant, j'eus la sensation qu'une distance était en train de se créer et de se développer entre nous. Alors que nous avions semblé jusque-là fusionner dans notre recherche des joies de l'amour, je me surprenais maintenant à avoir parfois un léger mouvement de recul au contact de ses mains. Comme j'avais du mal à admettre que le désir que j'avais de lui peu à peu me quittait, je finis par me convaincre que les uniques responsables de mes réticences étaient ces fameux doigts dépourvus d'ongles, qui avaient su m'attirer, mais qui désormais m'apparaissaient dans toute leur dimension inhumaine.

Finalement, l'homme sans ongles trouva un nouveau bonheur auprès d'une autre femme aux jolies griffes rouges. Quant à moi, pendant quelques semaines, je coupai mes ongles et les gardai courts, en signe de deuil et de libération, sans doute.

Et puis je tombai follement amoureuse d'un guitariste, qui entretenait soigneusement ses ongles longs et durs pour faire vibrer les cordes de son instrument, et je laissai repousser les miens.

Les lunules de la petite fille

Je pourrais aussi vous raconter l'histoire de la petite fille qui prenait ses lunules pour des croissants de lune. Elle serait aussi fausse et aussi vraie que celle de l'homme qui n'avait pas d'ongles, et je ne saurais pas davantage ce qu'elle voudrait dire.

C'est ce qui est agaçant avec les ongles : ils ont

la tête dure comme des cailloux, on ne peut rien en tirer. Nous appartiennent-ils, seulement ? Il paraît qu'ils continuent à pousser après notre mort, monstres froids indifférents à notre sort.

Il paraît aussi qu'on les utilise en sorcellerie, et qu'une fois râpés, ils peuvent faire un poison redoutable.

Il paraît que l'on pratique l'une des pires tortures en les arrachant. Mais ce n'est pas l'ongle qui fait souffrir ; c'est la chair qui y est attachée.

Il paraît que les gens qui les rongent veulent débarrasser leurs mains, parties nobles de l'homme, de cette matière brute et préhistorique qui les renvoie à leurs origines et à leur fin.

Il paraît que les gens qui les rongent refusent d'admettre qu'ils sont mortels.

Il paraît que chacun de nos ongles est une petite image de la mort ; il paraît que c'est pour cela qu'ils sont tant appréciés en amour.

PEINTURE

Quand je peins mes ongles longs en rouge vif, et quand je mets mes mains l'une sur l'autre, paume contre dos, et mes doigts les uns entre les autres, on dirait un bouquet de tulipes.

Une femme qui peint les ongles de ses pieds même en hiver est une femme qui veut être belle au lit. Comme celle qui entretient, en toutes saisons, l'épilation de ses aisselles, de son sexe et de ses jambes.

Une femme qui veut être belle au lit montre qu'elle a de la bonne volonté, mais pas forcément qu'elle est bonne au lit.

LES GRAINS DE BEAUTÉ

Depuis toujours, j'ai une grosse tache marron sous la cheville interne gauche. Puérilement, j'en étais très contente, comme si c'était un signe, le sceau de moi-même. Un jour je me trouvai chez un dermatologue, pour une toute autre raison, quand il me dit, désignant la tache : « Vous feriez mieux de faire enlever ça. » Ce fut comme un petit rêve qui s'écroulait.

J'ai aussi, au coin droit de la lèvre supérieure, un grain de beauté. Que j'aime bien également (j'aime tout dans mon corps, même les défauts : comme on aime son hôte et serviteur, par gratitude et compassion). Or, par deux fois, des personnes à qui je n'avais rien demandé m'ont dit : « *Ça* doit pouvoir s'enlever facilement, *ça* ! » Et un photographe, qui avait fait mon portrait, sans m'en parler a retouché l'image pour effacer ce grain de beauté. C'est ainsi que j'ai découvert qu'au regard des autres, ce grain de beauté concourait à m'enlaidir plutôt qu'à m'embellir.

Il avait sur la joue droite un grain de beauté qui ajoutait à son allure très mâle une déroutante pointe de délicatesse. La première fois qu'elle le vit, c'est surtout ce détail qui la marqua. En plus du coup de foudre, l'impression d'être soudainement transportée dans un roman libertin du XVIIIe siècle, face à cet homme qui, de toute évidence, allait devenir son amant, et dont le visage, portant à la fois les traits d'une virilité fougueuse et l'indice d'une féminité secrète, promettait les plus grandes jouissances.

Les plaisirs espérés, elle les eut en effet, avec lui, et pendant des années. Et puis elle s'aperçut que le père de son amant avait eu, lui aussi, le visage marqué d'un grain de beauté, au même endroit, où il ne restait plus maintenant qu'une cicatrice – car il l'avait fait enlever. Ce beau-père, elle le trouvait machiste et tyrannique. Cette petite cicatrice sur sa joue droite, elle se mit à la voir chaque fois qu'elle regardait son amant, le grain de beauté sur sa joue droite. Et elle se mit à voir toutes les autres ressemblances entre le père et le fils. Tout ce qu'elle avait trouvé drôle et original chez le fils, elle le voyait chez le père, mais devenu pénible et éculé. Ce grain de beauté, si charmant au début de leur liaison, devenait un révélateur chaque jour plus cruel. Elle ne pouvait plus lever les yeux sur le visage autrefois si délicieusement ambigu de son amant sans se sentir oppressée par la menace d'un avenir vulgaire. Elle finit par le quitter, pour se sauver.

LES SEINS

DES SEINS, DES PIGEONS, DES TÉTONS...

Retour au pigeonnier

Inutile d'expliquer l'attrait que nous pouvons tous ressentir, hommes et femmes, pour les poitrines généreuses : comme l'illustre une pub pour l'airbag, tel fut notre premier refuge en ce monde. Sécurité, chaleur, délice vital, toute gorge gonflée nous ramène à ce fantasme où le désir se mêle à la béatitude.

Le retour à la poitrine pigeonnante, à l'aide de Wonderbra ou de silicone, n'est autre qu'un retour au pigeonnier, à l'abri d'un repaire protecteur. Ce qui pourrait se traduire politiquement par un repli sur soi, par la société de l'assistance, où chacun ne rêve plus que de s'accrocher aux mamelles de l'État, ou, selon les cas, de la religion, de la nation, de la tradition, etc.

Mais ne boudons pas complètement notre plaisir : le sein pigeonnant, c'est aussi le triomphe du désir. Même si ce dernier s'avoue plus corseté qu'en certaines périodes révolutionnaires où Marianne, fièrement dépoitraillée, entraînait le peuple ; ou encore qu'en ces années 70 où, pour fêter le relâchement du corps social et l'affranchissement du corps individuel, les femmes libéraient leurs seins de l'oppression du soutien-gorge.

Depuis toujours, les seins furent les symboles de la victoire de la vie, comme en attestent ces deux histoires de la mythologie grecque, où l'allaitement permet de remonter le temps, d'aller contre sa force mortifère :

le nouveau-né qui buvait au sein de la morte...

En donnant le jour à son fils, Aéropé mourut. Le père de l'enfant, qui n'était autre qu'Arès, fit en sorte que le nouveau-né pût continuer à boire au sein de la morte.

et la fille qui allaita son père

Tectaphos, prince indien, avait été fait prisonnier par Dériadès. Enfermé dans un souterrain, il était condamné à mourir de faim. Sa fille

Éérié, qui venait d'être mère, réussit à persuader les gardes de la laisser entrer. Elle avait les mains vides et voulait simplement, leur dit-elle, rendre une dernière visite à son père. Une fois dans la prison, elle donna le lait de son sein à son père. Ayant appris ce trait de piété, Dériadès, touché, libéra son ennemi.

Mamelles mystiques

Les mystiques, qui ne craignent pas d'érotiser leur rapport à Dieu, l'imaginent volontiers comme une sucée divine. Ainsi sainte Thérèse d'Avila compare-t-elle l'âme à un *enfant à la mamelle. Les âmes*, dit-elle, *appliquées aux divines mamelles, ne savent plus que jouir.*

Et saint François de Sales écrit : *Notre Seigneur, montrant le très aimable sein de son amour à l'âme dévote, il la ramasse, et, par manière de dire, il replie toutes les puissances d'icelle dans le giron de sa douceur plus que maternelle. Il serre l'âme, il la joint, il la presse et colle sur ses lèvres de suavité ses délicieuses mamelles, la baisant du sacré baiser de sa bouche et lui faisant savourer ses tétins meilleurs que le vin.*

Le sein de l'amazone et le téton des hommes

Plus loin dans notre imaginaire, au-delà de la figure primitive d'une poitrine abondante, le sein détourné de sa fonction nourricière peut se révéler plus troublant encore. Les amazones, qui choisissent de se couper un sein pour mieux manier l'arc et la lance, ne sont-elles pas terrifiantes ? Terrifiantes et fascinantes, comme en attestent nombre de héros grecs tombés sous leur charme étrange.

Séduisant aussi, le charme impertinent des petits seins, le charme pointu et léger de ces femmes qui ont su garder dans leur poitrine un zeste d'enfance, signe d'une sensualité peut-être plus fantaisiste...

Mais bien sûr, celle que je préfère, c'est la poitrine ferme des hommes, avec ses délicieux petits tétons, si sensibles, si agréables à pincer et déguster, en accompagnement d'autres caresses... Ceci est une autre histoire... Et tellement plus érotique, que vous ne la verrez pas, comme le sont complaisamment les poitrines opulentes, étalée partout à la télé... Car ceci est encore *votre* histoire, et non un gros mythe un peu usé. Une histoire à inventer dans le secret de *votre* intimité.

LA VIE DE MES SEINS

La machine aplatit les seins comme des crêpes. Horizontalement d'abord, puis verticalement. Je grimace un peu.

– Le sein où vous avez ce kyste est un peu douloureux ? demande la radiologue.

– Non, c'est simplement le traitement qui n'est pas très agréable.

– Pourtant, ça ne fait pas bien mal.

Pas bien mal dans la chair, certainement. Mais un peu mal à l'âme, tout de même, de voir ses seins maltraités de la sorte.

Maintenant, l'échographie.

– On dirait que vous avez un deuxième kyste.

C'est bien ce dont j'avais l'impression, moi aussi. Depuis quelque temps déjà.

– Tenez, touchez, avec le gel on le sent bien.

Le gel est tout doux, glissant, très agréable. On aimerait s'en mettre partout.

– Mais il est gros, celui-là aussi !

– Vous savez, la grosseur n'est pas nécessairement un critère de gravité...

– Ça arrive souvent, quand on a un kyste, d'en voir d'autres se former à côté ?

– Oui, ça arrive souvent.

– Si on doit me les enlever à chaque fois...

– Peut-être se contentera-t-il de ponctionner celui-ci...

Oui. Le premier aussi, on me l'a ponctionné. Mais il a repoussé, et tout à l'heure, je serai sur la table d'opération.

Puisqu'ils vont m'abîmer le sein, pour compenser, je suis arrivée à l'hôpital en tenue élégante et sexy. Veste cintrée, jupe courte, collants noirs, talons hauts, parfum. Hélas, avant même de voir le chirurgien, j'ai dû me débarrasser de tous ces signes de féminité, enfiler une chemise en coton toute droite, me laver entièrement au désinfectant, retirer bijoux, vernis à ongles et maquillage. Me voilà plus nue que nue, un morceau de viande vivante prête à être charcutée.

J'aime bien mes seins. Ils sont petits, mais je les ai toujours aimés. Tout blancs, tout doux, mes deux colombes. Le sein gauche est un peu plus gros, un peu plus rond, un peu plus joli. C'est justement celui-ci qu'on va ouvrir, et qui restera marqué d'une cicatrice. Je continuerai à l'aimer quand même. Comme je m'efforce de ne pas négliger le sein droit, dans les caresses amoureuses par exemple, sous prétexte qu'il est un peu moins attrayant.

J'ai toujours été plus avantagée du côté des fesses que du côté des seins. Il me semble que c'est souvent comme ça : soit les filles ont de gros seins et des fesses un peu plates ; soit des fesses rebondies et une poitrine menue. Deux assortiments qui témoignent sans doute de deux sensualités, deux caractères différents.

J'ai commencé à me préoccuper de mes seins à l'âge de huit ans. Il me semblait qu'il était temps qu'ils poussent, maintenant. À force de les scruter, j'ai cru apercevoir le début du commencement d'un léger renflement, et j'ai dit à ma mère qu'il me faudrait un soutien-gorge. Elle a fini par m'emmener chez la mercière, mais il n'y avait évidemment aucun soutien-gorge à ma taille. À la place, ma mère m'a acheté deux panties en dentelle, un blanc et un rose. Ma première lingerie féminine, qui m'a rendue folle de plaisir.

Je ne me souviens plus de mon premier soutien-gorge. De toute façon, je l'ai assez rapidement abandonné, car on était au début des années soixante-dix, et cet accessoire était devenu ringard. Et puis chaque fois qu'il m'arrivait d'en mettre un, il me gênait tellement qu'au bout de quelques minutes, une heure tout au plus, je l'enlevais. En quelque compagnie et où que je fusse, tout d'un coup ce carcan me devenait absolument insupportable. Alors, sans retirer ni relever pull ou T-shirt, je le dégrafais, faisais glisser les bretelles le long des bras, et hop !, par une manche ou par l'encolure, tel le magicien et son lapin, je le sortais. Les seins libres, je soupirais de soulagement, tout entière libérée.

Je portais toujours à cette époque un étroit pull marin ou des T-shirts indiens en coton fin, très moulants. Et j'étais contente de montrer mes seins, petits mais ronds, hauts et fermes. Beaucoup de mes copines avaient de fortes poitrines que souvent j'enviais, mais au fond je me sentais plus libre, plus légère et plus impertinente avec mes discrets attributs fiers et dodus, qui ne craignaient pas la loi de la gravité et pouvaient s'exposer sans être obscènes.

Quand j'étais petite, j'étais fascinée par les seins des femmes, qui étaient la première marque de féminité perceptible à mon esprit d'enfant. Je me souviens de m'être assise sur les genoux de ma mère, et d'avoir appuyé ma tête sur sa poitrine, d'un air de rien. Comme c'était doux et tendre !

Le soir dans mon lit, je me répétais le même fantasme : au milieu de la forêt, je trouvais une jeune femme nue inanimée. Je lui apportais mes soins, et tout en essayant de la réveiller (Dieu merci, ça ne marchait pas, elle restait profondément endormie !), je la touchais partout, et particulièrement aux seins. Au bout d'un moment, cela brûlait de plus en plus entre mes jambes, et je finissais par jouir toute seule, sans m'être seulement effleurée, sans bien savoir ce qui m'arrivait.

À l'internat, en cinquième, une de mes amies avait déjà une très grosse poitrine. Un jour, comme elle était amoureuse d'un pion, elle l'a attiré dans une pièce isolée et lui a montré ses seins, pour le tenter. Il ne s'est pas laissé faire, mais enfin il a tout de même regardé. J'aurais bien voulu voir ça, ces deux globes lourds sous la lumière du vasistas, et lui, dans quel état il devait être.

La première fois que je suis allée à la plage non plus en famille mais avec des copains et des copines, j'ai eu peur que mes seins ne soient pas assez gros par rapport à ceux des autres filles. Alors j'ai acheté un maillot de bain à soutien-gorge légèrement rembourré. Et puis très vite je l'ai abandonné pour un bikini ordinaire, puis j'ai laissé tomber le haut, et enfin, chaque fois que possible, le bas. Sur une plage tranquille, on n'est jamais aussi bien que tout nu. Dans cet état-là, on aime forcément son corps, avec ses qualités et ses défauts, parce qu'il nous fait respirer le bonheur de vivre par toute la peau.

J'ai toujours aimé montrer mes seins, à l'aide de vêtements ajustés, transparents ou décolletés. Je sais que des hommes, sans rien en dire, les trouvaient trop petits, mais moi je les aimais, et je crois que souvent je réussissais à les rendre attirants. J'aime les laisser nus sous le vêtement, j'aime aussi les parer d'écrins divers, soutiens-gorge en coton clair frais et charmants, ou plus sophistiqués, en satin ou dentelle noire ou rouge, à baleines et balconnets, bodys, guêpières faisant pigeonner les seins jusqu'à leur donner l'allure de deux jolis volumes prêts à accueillir tous les jeux de l'amour...

Je suis tombée enceinte à dix-neuf ans, et pour la première fois j'ai vu mes seins gonfler vraiment. Alors, comme les autres fois où j'ai attendu un bébé, à vingt-trois, trente-neuf et quarante ans, je me suis encore plus amusée des décolletés. Avoir de gros seins seulement quelques mois dans sa vie, c'est une occasion d'en profiter qu'on ne peut pas laisser passer.

Quand j'ai allaité mes bébés, mes seins ont encore doublé de volume, mais là c'était presque trop pour moi. Et une fois terminé le sevrage, après avoir bien profité et bien fait profiter mes hommes de la taille inhabituelle de ma poitrine, j'étais assez contente de retrouver mes petits seins légers et désinvoltes.

Ce que par pudeur on omet souvent de dire, c'est que l'allaitement peut procurer un réel plaisir sexuel. La bouche d'un bébé qui tète votre sein est déjà en soi une jouissance, qui par un phénomène simplement physiologique, se communique au bas-ventre et au sexe. (Si les femmes n'en disent rien, c'est peut-être parce qu'elles sont gênées de ce plaisir un peu incestueux, et surtout par peur de rendre leur homme jaloux. Car il faut bien avouer qu'aucun homme ne saurait donner autant de plaisir aux seins d'une femme qu'un bébé). Mais paradoxalement, pendant la période d'allaitement, même si l'on profite de cette poitrine soudain fastueuse pour se livrer à des jeux érotiques moins confortables en temps ordinaire, les seins sont moins sensibles aux caresses de l'amant.

À sa naissance mon premier fils n'arrivait pas à téter, car j'avais des seins tout ronds, aux bouts tout lisses, pour ainsi dire sans tétons, sans prise pour sa petite bouche. C'est lui qui a dû les former, à force de tirer dessus. Et souvent au début il s'énervait de cette mère incomplète, incorrectement outillée pour nourrir son enfant.

Mon deuxième fils ne rencontra pas ces difficultés, puisque mes seins avaient été pourvus de tétons confortables par son frère aîné. Mais c'était un goulu, et je me faisais toujours attraper par les sages-femmes de la clinique, qui le pesaient avant et après chaque tétée, et trouvaient qu'il prenait trois fois trop de lait. « Pourtant je ne l'ai pas laissé longtemps », me défendais-je mollement. Mais franchement, qui aurait eu le cœur de sortir du sein un bébé qui tétait avec un si bel entrain ?

Pour mon troisième fils, la sage-femme le posa contre ma poitrine et voulut le mettre au sein dès sa naissance. Mais il n'en avait pas tout de suite envie. – « Je reviendrai dans quelques heures faire un nouvel essai », me dit-elle. Je ne répondis rien, mais j'estimais que c'était une affaire entre lui et moi, et que nous saurions très bien nous débrouiller tous les deux. En effet, une fois dans notre chambre, je repérai facilement le moment où il eut envie de téter, et alors je lui donnai le sein, qu'il prit sans problème. Quand la sage-femme revint, le bébé était déjà nourri, et elle parut un peu vexée que je ne l'ai pas attendue, comme si un geste aussi naturel nécessitait l'aide d'une professionnelle.

À la naissance de mon quatrième fils, une sage-femme de la maternité voulut absolument m'apprendre comment le mettre au sein, à quelle fréquence, etc. C'était le quatrième enfant que j'allaitais, je n'avais nul besoin de leçons, et je le lui dis gentiment. Mais elle s'entêtait, tant il est vrai que le corps médical considère que votre corps lui appartient.

Quand le troisième bébé eut deux mois, mon éditeur italien me demanda de venir à Rome assurer la promotion de l'un de mes livres. Je lui dis que je souhaitais emmener mon bébé avec moi, mais il n'agréa pas ma demande. Bien sûr j'aurais dû l'envoyer promener, et c'est ce que j'essayai de faire, mais au nom de son saint business il me supplia avec des accents si dramatiques que bêtement je finis par y aller seule. C'est ainsi que trois soirs de suite, je me retrouvai dans des hôtels de luxe, au Hilton à Roissy et à l'Inghelterra à Rome, seule, à demi-nue, penchée au-dessus du lavabo, à traire mes seins entre deux doigts, pour les soulager de leur trop-plein de lait, puis à pleurer au téléphone chaque fois que mon fiancé me parlait du bébé. Quand je pense, me disais-je, que tous ces cons de journalistes vont encore me poser la sempiternelle question de la différence entre l'érotisme et la pornographie ! S'ils me voyaient en ce moment ! La vie, il n'y a que la vie, et je ne parle que de ça !

À mon retour, le bébé était malade, et quelques jours après, hospitalisé. J'arrêtai de l'allaiter, et quelques semaines plus tard je m'aperçus que j'avais un gros kyste dans le sein gauche. Il y avait déjà eu plusieurs cancers du sein dans ma famille très proche (l'une de mes tantes en était même morte), et malgré une ponction qui ne révélait aucune cellule maligne, le kyste s'étant reformé aussitôt vidé, on décida de l'enlever, pour vérifier s'il n'y avait rien de suspect autour.

Durant son séjour à l'hôpital le bébé souffrit beaucoup, et je ne pus m'empêcher de penser que si je n'étais pas partie à Rome, je me serais peut-être rendue compte plus tôt de son infection, qui, soignée plus vite, eût nécessité un traitement moins lourd. Et plus tard, je ne pus m'empêcher de penser aussi, malgré l'avis médical, que si je n'avais pas sevré le bébé aussi brutalement, je n'aurais peut-être pas développé un kyste. Car les seins, comme le corps, ont leurs raisons que la raison ignore. Et je maudis cet éditeur qui ne respectait ni les mères ni les bébés, et je maudis ma faiblesse qui m'avait fait céder à son chantage affectif *(Je vous en prie, Alina, au nom de l'amitié, venez !)*, alors qu'à mon retour en France il me fallut insister lourdement pour obtenir, longtemps après, le remboursement de mes frais et les coupures de presse sur mon livre.

Je suis sur la table d'opération. Le jeune homme qui a fait rouler mon lit jusqu'ici, à travers les nombreux couloirs, était charmant, mais je me disais que dans l'état où j'étais je ne pouvais présenter le moindre attrait pour lui. J'ai quand même essayé de lui dire au revoir avec un joli sourire, parce qu'il ne faut jamais se décourager. Mais je suis sûre que j'étais moche et fade. J'espère au moins qu'il ne croyait pas qu'on allait m'enlever un sein. Tout à l'heure encore j'étais pimpante et séduisante avec mes talons et ma petite jupe, si je l'avais rencontré à ce moment-là il m'aurait regardée comme les autres hommes, et maintenant je ne suis plus rien du tout.

On me met sur la table d'opération, on me couvre d'un drap et d'une couverture jusqu'au cou, on dispose mes bras en croix, on me pose partout des tas d'instruments reliés à une machine, pour contrôler les réactions de mon corps pendant l'opération. Il fait froid, je ne peux pas bouger, le chirurgien est occupé ailleurs, il faut l'attendre, longtemps. L'anesthésiste est gentil, mais lui non plus ne me regarde pas du tout comme il m'aurait regardée dans la rue, ce matin. Il dit qu'il ne peut pas m'endormir avant l'arrivée du chirurgien, car ce dernier lui a fait préciser qu'il voulait me parler avant de m'opérer.

Me parler ? Pour quoi faire ?

Ça y est, j'ai compris : il a vu sur l'échographie de tout à l'heure qu'il y avait un deuxième kyste, il a vu que la situation avait empiré depuis la dernière fois, alors il veut me demander l'autorisation de m'enlever le sein.

J'ai peur, j'ai terriblement envie de pleurer, mais il faut absolument que je me retienne, ce serait le comble, les infirmières et l'anesthésiste n'arrêtent pas de passer autour de moi, et je ne peux pas bouger, cacher mon visage. J'essaie de respirer avec le ventre, de penser à des choses heureuses, à mon bébé par exemple, mais non ça me donne encore plus envie de pleurer, cet enfant qui aura une mère mutilée, alors à quelque chose de neutre, la prairie derrière la maison... J'arrive à me calmer, et puis ça revient, par vagues... Quelle sera ma vie avec un sein en moins ?

L'anesthésiste s'approche de moi, dit qu'il va me donner un petit calmant pour me détendre, parce que le temps est bien long en attendant l'opération... Se serait-il aperçu de quelque chose ? En tout cas son calmant fait merveille, je n'ai plus peur de rien, et je me résigne même d'assez bonne grâce à vivre avec un seul sein, ou pas de seins du tout s'il le faut... Je m'assoupis un peu. Maintenant l'anesthésiste dit : « Voilà, ça y est, je vous endors. » Je n'ose pas lui demander si le chirurgien est venu me parler. Il me semble que oui, qu'il m'a dit qu'il allait m'enlever le premier kyste et seulement ponctionner l'autre, mais j'ai l'impression de l'avoir rêvé. « Réveillez-vous, madame, tout est fini », dit une voix. J'entends que le chirurgien a fait ce qui était prévu, que l'analyse n'a révélé rien de cancéreux. J'ai donc encore mon sein. Et je garderai donc simplement une petite cicatrice. Je referme les yeux, les rouvre. Je suis dans la salle de réveil, c'est écrit sur un panneau, à côté de moi il y a une autre femme. Elle vient d'accoucher par césarienne, on lui apporte son bébé. Je dis : « Qu'il est beau ! », et je me rends compte que j'ai une drôle de voix. Je ferme les yeux, tout va bien.

LE SEXE DES FEMMES

PLAISIRS, MODE D'EMPLOI

Quand vous êtes classée X comme moi, on ne vous demande guère de livrer vos impressions sur des sujets qui touchent aux arts, à la politique, ou tout autre domaine noble et grave, censé inspirer de grandes réflexions. En revanche, on vous poursuit volontiers de questions sur le sexe, et accessoirement, sur le corps et la bouffe. Domaines triviaux et d'ailleurs tellement féminins – de toute éternité n'attend-on pas des femmes qu'elles répondent aux pulsions sexuelles des hommes, qu'elles prennent soin du corps des enfants, des vieillards et de toutes les personnes au foyer, et qu'elles se débrouillent à nourrir tout ce petit monde ?

Le sexe et la bouffe ne deviennent nobles que lorsqu'ils sont traités par les hommes – philosophes ou intellectuels libertins et grands chefs. Au féminin, ils restent des corvées domestiques, transformées de bonne grâce en plaisirs simples par celles qui les ont en charge. Qu'elles en demandent un peu plus, et elles sont aussitôt suspectées de vouloir trahir leur office, déstabiliser l'ordre social, intellectuel et moral établi.

En France, on se targue volontiers d'être le pays où l'érotisme s'exprime librement. Cessons de pavaner. Le puritanisme, chez nous aussi, est bel et bien à l'œuvre. Mesdames, mesdemoiselles, écrivez des *ouvrages de dames* érotiques, le public adore ça. Mais restez-en là. Personne ne vous reconnaîtra d'autres qualités que ces fonctions de divertissement et de soulagement dévolues à vos consœurs travaillant sur le trottoir, ou devant les caméras de l'industrie cinématographique spécialisée. Tout comme vos exercices de casserole dans la cuisine familiale, vos maniements de l'Éros ne comptent pas davantage qu'une bonne mais basse besogne d'alcôve. En France comme ailleurs, nous sommes pareils à ces gens qui disent : « Je ne suis pas raciste, mais je n'aimerais pas que ma fille épouse un Noir. » Chacun à sa place, et tout ira bien. Que l'érotisme s'exprime, donc, mais dans les limites de son ghetto : sexe, corps, bouffe – et mort, évidemment.

Joli cocktail, non ? Après tout, qui pourrait rêver ghetto plus doré pour y puiser des questions fondamentales ? Sexe, corps, bouffe, sont porteurs des enjeux les plus physiques, métaphysiques, philosophiques, éthiques, esthétiques et politiques qui soient. Et bien sûr la bouffe, comme l'érotisme et toutes les pratiques attachées au corps, se trouve en première ligne des domaines régentés par le politiquement correct.

De toutes parts on nous harcèle pour nous exhorter à manger correct, c'est-à-dire français, frais, équilibré, et... *bon*, c'est-à-dire en respectant un incertain mélange de tradition et de diététique. L'essentiel de tout ça étant que les repas restent une opération conviviale propre à rassembler, resserrer les liens familiaux et sociaux, que les consommateurs sur le marché préfèrent les produits nationaux aux autres, que le culte des saveurs régionales entretienne le culte des valeurs traditionnelles.

Vous mangez vite, en douce, sur le pouce, gloutonnement ? Vous grignotez toute la journée ? Sautez un repas ? Mangez pour vivre ? Vivez pour manger ? Mangez devant la télé ? Fumez en mangeant ? Mangez des Mac Do, des fast-foods (hormis notre bon vieux jambon-beurre, ou plus chic, la tartine Poilâne, tous deux tolérés) ? De la viande sous cellophane ? Des produits frais de l'hypermarché ? Des conserves industrielles ? Des plats surgelés ? Des sucres rapides ? Des graisses poly-insaturées ? Des graisses cachées ? Vous ne savez pas cuisiner ? Vous buvez du Coca avec du cassoulet ? Vous

vous vous goinfrez de bonbecs à la gélatine de vache folle ? Vous pétez, vous rotez en mangeant ? Vous appréciez les mélanges de saveurs internationales, le métissage des épices orientales et des recettes occidentales ? Mais c'est n'importe quoi ! Quel mauvais citoyen vous faites ! Quel colporteur de mauvais goût, quel piétineur de valeurs, sans foi ni loi ! Comment voulez-vous qu'on compte sur vous ?

On vous le répète pourtant assez, ce qu'il faut manger : trois repas par jour ; des légumes frais du marché ; de la viande française de chez son petit boucher ; des sucres lents ; des plats simples, mais tellement originaux ou délicats, qu'on aura appris à cuisiner pour recevoir ses amis.

Allez, allez, obéissez ! Quoi, on se rebelle en silence ? Qu'est-ce que je vois ? Des obèses, des anorexiques ? Qu'est-ce qu'il y a, vous voulez crever ? Notre monde ne vous plaît donc pas ? Avec tous les plaisirs qu'on vous propose ? Tenez, maintenant, on va vous expliquer comment baiser. Vous verrez, à condition de respecter certaines règles (qu'il vous suffira d'apprendre par cœur), c'est très simple, et tout simplement divin.

DU HARD ET DU SOFT

Prenons le baiser. Longtemps utilisé au cinéma pour symboliser l'acte sexuel, qu'on ne montrait pas, le baiser dans ses infinies variantes est la figure par excellence de tout ce qui peut s'échanger dans un couple, du plus romantique au plus cru. Le baiser, oui mais où ? Sur quelle partie du corps ? En quelles circonstances ? À quelle profondeur ? De quelle longueur ? Comme tout geste en amour, le baiser n'est jamais le même, n'a jamais deux fois la même valeur.

Qu'est-ce qui est hard, qu'est-ce qui est soft dans l'amour pratiqué au sein d'un couple, me demande-t-on. (Cette manie de vouloir tout classer, étiqueter, ranger – surtout ce qui fait un peu peur). Pour une prostituée en exercice, qu'est-ce qui est ressenti comme le plus hard ? Le simple baiser sur la bouche, ou le coït ordinaire avec le client ? Pour un jeune adolescent, qu'est-ce qui est le plus hard ? La masturbation sur une femme de papier complètement offerte, ou l'instant du premier baiser donné à une camarade ?

Pour moi, hard ou soft, dans une relation amoureuse, ou même simplement sexuelle, cela ne veut rien dire. Ou alors tout est hard. Hard, aussi bien le regard furtif échangé avec un inconnu dans la rue, que la nuit étourdissante avec l'amant retrouvé. Hard, les gestes esquissés, les frôlements (presque) involontaires, les odeurs émises et perçues dans les situations de trouble, les instants de gêne ou de tension, ceux où le désir fait l'audace, tous ces langages incontrôlés du corps, quel que soit le moment de la relation où ils surgissent, nouvelle rencontre ou vieille complicité. Hard, n'importe quels mots pendant l'amour, grossiers ou candides, pourvu qu'ils soient cris du cœur. Hard, tous les instants où le corps bat fort.

Ordinairement, le hard et le soft fonctionnent en termes d'interdits, et pas seulement au cinéma *(interdit aux moins de seize ou dix-huit ans ; classé X).* Plus on est dans l'interdit (dans la vie intime comme au cinéma), plus le frisson semble garanti. Misérable logique... L'érotisme, comme tout ce qui rend la vie palpitante, est une quête avant d'être une transgression. La transgression survient comme conséquence de la quête. Et ce n'est pas de la transgression que vient le plaisir, mais comme dans toute autre activité, de la quête. Du dépassement de soi-même plutôt que du dépassement des limites imposées par la loi commune (le premier entraînant le second).

Dans l'imaginaire vulgaire, le hard relèverait de la transgression de l'interdit social : la représentation des corps nus, écartelés, en action. D'où une idée du plaisir stéréotypée, et jamais entièrement satisfaisante. Car la plus affolante intimité ne naît pas forcément dans le contact physique et mécanique des sexes. Chacun connaît le pouvoir envoûtant des jeux de la séduction, active ou passive, aussi bien dans les préliminaires de la rencontre amoureuse que dans les jeux érotiques effectifs. Dans ces moments-là, libérer son désir dans toute sa puissance, le laisser s'exprimer à travers les gestes d'un corps qui n'est plus piloté que par lui-même (et non par une quelconque recette) – cela seulement vaut le coup, et cela n'est plus ni hard ni soft, mais simplement vertigineux, et délicieux.

CORPS SONDÉS

Faire l'amour dans un baldaquin : tel serait, d'après un récent sondage, le fantasme le plus répandu parmi les Françaises. Bien entendu, chacun sait qu'on ne peut se fier à ce genre de révélation – les questions des sondeurs étant toujours orientées, et les réponses des sondés souvent parfaitement hypocrites. Mais un fantasme en valant un autre, admettons celui du baldaquin.

Aussitôt les esprits forts se désolent. Quoi, c'est tout ? Les Françaises n'ont donc pas davantage de fantaisie ? Elles sont si soft que ça ? À l'heure de la pornographie omniprésente ? Des acrobaties sexuelles en vidéo et en gros plans dans tous les foyers modernes ? De la profusion d'écrits et d'images érotiques qu'on ne prend même plus la peine de placer dans l'*enfer* d'aucune bibliothèque ?

Ces Françaises, avec leur lit à baldaquin, je les trouve drôlement effrontées de se la jouer à ce point romantique. Eh les filles, faudrait quand même pas oublier qu'on est en plein régime de la Terreur érotique. L'ordre du jour, de tous les jours, c'est : JOUIR. Du cul du cul du cul – ça ne vous dit rien ? Seins en silicone contre bite en béton, ça ne vous dit rien ? Ne me dites pas que vous n'avez jamais aperçu le petit bout d'un porno américain à la télé !

Si ? Alors, c'est quoi, cette histoire de baldaquin ? Et d'abord, à travers les tentures de votre lit fermé, comment vous arriverez à mater la télé tout en baisant ? La télé où c'est tout expliqué, les fantasmes des femmes, et – surtout – ceux des hommes ? Où il n'y a plus qu'à faire pareil ?

Eh bien je crois que je vous comprends, mes amies. Ce que vous voulez avec votre baldaquin, c'est justement vous isoler en compagnie de votre partenaire. Au creux de la couche profonde, derrière les rideaux tirés, dans le linge de maison, domaine privé de tant de femmes avant vous, à l'abri de toutes les espèces de sondeurs qui aimeraient bien vous épier, pouvoir enfin Vous retrouver, laisser parler Votre corps, avec ses goûts, ses faiblesses, ses rages, ses fantaisies – tranquille, sans compte à rendre.

Méfions-nous des fantasmes. Même le plus apparemment anodin peut se révéler une véritable bombe à retardement, nichée sournoisement au cœur de l'ordre établi. Le fantasme du baldaquin finalement, n'est-ce pas la revendication du droit de chacun à son propre corps, du droit au corps privé, secret, différent, contre l'inquisition du corps social qui exige transparence et conformité aux modèles ?

Les femmes qui expriment ce fantasme, qu'à priori on imagine volontiers comme d'un peu niaises jeunes filles ou mères de famille en mal de romantisme, ne sont-elles pas en réalité de bien plus exigeantes féministes (travaillant en fait autant pour la cause des hommes que pour celle des femmes) que les victimes professionnelles du harcèlement sexuel ?

Le baldaquin n'est-il pas le symbole des richesses du combat amoureux à la latine, c'est-à-dire de l'alcôve où s'inventent tout à la fois les jeux du sexe, de l'art et de l'esprit ? Une réaction au combat sexuel sur la place publique, c'est-à-dire à la très moderne, réductrice et dépersonnalisante guerre des sexes, soutenue par tout un arsenal de lois et règlements destiné à contrôler les relations humaines aussi sûrement que, par exemple, les lois anti-immigration ?

Ce lit romanesque n'est-il pas le symbole de l'amour comme lutte chevaleresque plutôt que comme guerre chirurgicale ? (Jeunesse, beauté, érotisme, guerre – tout est chirurgical, aujourd'hui).

Une façon d'envisager les combattants de l'art d'aimer comme des danseurs plutôt que comme des soldats ?

Alors pour alimenter le ballet, fantasmons gaiement ! Nos fantasmes, même les plus simples, les plus idiots, les plus méchants, les plus tordus, n'importe, c'est NOTRE imagination au pouvoir, plutôt que l'imaginaire préfabriqué que nous balance continuellement la société normalisatrice du spectacle !

Dans cette imagerie d'Épinal on distingue grossièrement les soi-disant fantasmes des hommes : porte-jarretelles et gros seins de la partenaire, une certaine brutalité dans l'acte sexuel... Et les soi-disant fantasmes des femmes : tendresse et délicatesse du partenaire, raffinement dans l'acte sexuel... Et tout le fatras habituel du n'importe quoi à la sauce psycho genre c'est parce-que-les-hommes-sont-faits-pour-pénétrer et les-femmes-pour-être-pénétrées et blablabla.

Allons donc ! Et les homos ? Ils et elles sont faits pour quoi ? À en croire ces clichés, on dirait qu'il n'existe que deux sexualités : la féminine (ô combien mystérieuse !), la masculine (évidente comme le nez au milieu de la figure) – et accessoirement une bâtarde des deux pas franchement jolie à regarder : l'homo.

Classer les fantasmes par sexe ne ferait qu'accréditer l'illusion fantasmatique selon laquelle il existerait deux imaginaires, l'un masculin et l'autre féminin, et qu'ils seraient fondamentalement différents l'un de l'autre. Alors qu'en réalité rien n'est plus communicatif qu'un fantasme. Votre homme vous rêve en tailleur strict et dessous sexy ? Vous vous retrouvez aussi excitée que lui à acheter et porter ce qui le fait bander. Vous vous pâmez à la seule idée d'être prise ou touchée par lui dans un lieu public ? Dites-le-lui, votre fantasme va devenir le sien, son imagination va s'enfiévrer au désir de le satisfaire. À condition d'avoir suffisamment dépassé vos inhibitions (ce qui est aussi un objectif délicieux), vous faites vôtres les fantasmes de l'autre, et vice versa.

C'est justement ce qu'il y a de plus intéressant dans l'amour et dans le sexe : cette exploration sans fin, ce perpétuel échange, cette façon de se sentir à la fois complètement dans sa peau et un peu dans la peau de l'autre, et pénétrer toujours plus avant dans la part d'ombre de son âme, et dans les ombres de l'autre... Jeu sans pareil... Diabolique en somme... L'amour, ce n'est pas seulement pénétrer ou être pénétré physiquement. C'est surtout pénétrer et être pénétré mentalement, jusqu'à en être changé. Jusqu'à l'alchimie... La possession...

Quand on en arrive là, peu importe de savoir à qui a appartenu en premier le fantasme qu'on est en train de vivre. À l'homme ? À la femme ? Au réalisateur d'un film qu'on a vu ? À l'auteur d'un livre qu'on a lu ? Les fantasmes appartiennent à tout le monde, il y a même des modes dans les fantasmes, comme ailleurs. Dans les années 70, on rêvait de nature, de communauté... Aujourd'hui la tendance est au SM, au fétichisme... Là encore, souffrir ou faire souffrir ne sont-ils pas les deux faces d'un même fantasme ? Tout comme voir et être vu ? Les hommes sont réputés voyeurs, les femmes plutôt exhibitionnistes, mais ce n'est qu'une question de culture, et de pouvoir. Que les femmes se sentent un peu plus de pouvoir, et elles se rendront compte qu'elles adorent mater, elles aussi.

Si les fantasmes disent bien quelque chose sur la condition mentale et sociale des gens, là n'est pas le plus important. Les fantasmes circulent, évoluent, changent, passent. L'important c'est la pulsion, la pulsion sexuelle qui nous fait *former des fantômes*, comme disait Hervé Guibert, ces fantômes-fantasmes qui, même s'ils sont très partagés, redeviennent uniques, inouïs et incroyables, dans le secret de notre baldaquin de cœur...

Le secret, c'est ce que la société médiatique n'aime pas. On veut tout savoir, tout montrer, tout contrôler. Alors, pour s'assurer que vous ne sortez pas de la norme, ou le cas échéant pour vous faire admettre que vous en sortez, on vous interroge, on publie vos aveux dans la presse, ou mieux encore on vous invite à venir vous confesser à la télé, en des émissions qui ressemblent étrangement aux séances de torture qu'en d'autres siècles, d'autres prisons, des gens d'Église pratiquaient, pour vous faire cracher le morceau de diable caché en vous.

Sondés de tous genres, continuez à mentir et à dissimuler ! Pourquoi votre univers fantasmatique devrait-il être réduit en catégories ? Et pourquoi devriez-vous accepter de faire partie de la catégorie des sondés ? Ça ne vous rappelle pas quelque chose de sexuel, cette affaire de *sondeurs* et de *sondés* ? Ça ne ressemblerait pas à une affaire de domination ? N'importe, riez sous cape : sondera bien qui sondera le dernier.

TABLE

CORPS ET ÂME 11

LES RÊVES DU CORPS 59

LES ONGLES 83

LES GRAINS DE BEAUTÉ 93

LES SEINS 99

LE SEXE DES FEMMES 119

CHEZ LE MÊME ÉDITEUR

Collection GRAIN D'ORAGE

Jacques BENS, *la Cuisine en jeux.*
Rachid BOUDJEDRA, *Peindre l'Orient.*
Philippe BRENOT, *Éloge de la masturbation.*
Philippe BRENOT, *les Médecins de l'amour.*
Alain BUISINE, *l'Ange et la Souris.*
Jean-Claude CARRIÈRE, *Quelques questions sous les étoiles.*
Armand FARRACHI, *Sermons aux pourceaux.*
Armand FARRACHI, *Un amour de Dracula.*
Armand FARRACHI, *Malfrats, pour que je plonge...*
Armand FARRACHI, *les Argolides.*
FURETIÈRE, *les Couleurs*, présenté par Cécile Wajsbrot.
FURETIÈRE, *les Péchés capitaux*, présenté par Jean-Luc Hennig.
FURETIÈRE, *les Mots obsolètes*, présenté par Jean-Marc Mandosio.
FURETIÈRE, *les Émotions*, présenté par Philippe Brenot.
Dominique-Antoine GRISONI, *le Corps ingénu.*
Hubert HADDAD, *Du visage et autres abîmes.*
Jean-Luc HENNIG, *l'Horoscope cruel.*
Roland JACCARD, *Topologie du pessimisme.* Dessins de Georges Wolinski.
Albert JACQUARD, *Pour une terre de dix milliards d'hommes.*
Claude GUILLON, *le Siège de l'âme.*
Yves MARTIN, *les Rois ambulants.*
Laurent MERCIER, *Lettres de motivation.*
MISTERIOSO, *Jazz en jeux.*
Dominique NOGUEZ, *Cadeaux de Noël.*

Thierry PAQUOT, *l'Art de la sieste.*
Daniel PERCHERON, *l'Air de Paris.*
Georges PEREC, *Perec/rinations.*
Georges PEREC, *Jeux intéressants.*
Georges PEREC, *Nouveaux Jeux intéressants.*
Anne POURRILLOU-JOURNIAC, *la Lorgnette.*
Alina REYES, *Corps de femme.*
Hugues ROYER, *Mille et Une Raisons de rompre.*
Eric WAGNER, *Profession auto-stoppeur.*

LITTÉRATURE FRANÇAISE

Jacques ABEILLE, *la Clef des ombres.*
Alain BUISINE, *l'Orient voilé.*
Alain BUISINE, *Dictionnaire amoureux et savant des couleurs de Venise.*
Jean-Philippe DOMECQ, *le Désaccord.*
Jean-Philippe DOMECQ, *Silence d'un amour.*
Dominique DUSSIDOUR, *Histoire de Rocky R. et de Mina.*
Clotilde ESCALLE, *Pulsion.*
Max GENÈVE, *le Château de Béla Bartók.*
Max GENÈVE, *Ramon.*
Hubert HADDAD, *Meurtre sur l'île des marins fidèles.*
Hubert HADDAD, *le Bleu du temps.*
Hubert HADDAD, *la Condition magique.*
Roland JACCARD, *Journal d'un homme perdu.*
Stéphanie JANICOT, *les Matriochkas.*
Stéphanie JANICOT, *Des profondeurs...*
Stéphanie JANICOT, *Salam*
Pierre-Yvon LE BRAS, *Talleirant.*
Lucile LE VERRIER, *Journal d'une jeune fille Second Empire.*
Jean PRÉVOST, *le Sel sur la plaie.*
Jean PRÉVOST, *la Chasse du matin.*

Jean PRÉVOST, *la Vie de Montaigne.*
Jean PRÉVOST, *Baudelaire.*
Alina REYES, *Poupée, anale nationale.*
Gemma SALEM, *Mes amis et autres ennemis.*
Cécile WAJSBROT, *Atlantique.*
Cécile WAJSBROT, *Mariane Klinger.*
Cécile WAJSBROT, *la Trahison.*
Cécile WAJSBROT, *Voyage à Saint-Thomas.*
Félix WOLMARK, *Mademoiselle Le Cubin.*
Dernières nouvelles de King Kong.

Collection MANUSCRITS

COLETTE, *Sido*, présenté par Maurice Delcroix.
Gustave FLAUBERT, *Plans et scénarios de Madame Bovary*, présenté par Yvan Leclerc.
Guy de MAUPASSANT, *le Horla*, présenté par Yvan Leclerc.
Louis PASTEUR, *Cahiers d'un savant*, coordonné par Françoise Balibar et Marie-Laure Prévost.
Georges PEREC, *Cahier des charges de la Vie mode d'emploi*, présenté par Hans Hartje, Bernard Magné et Jacques Neefs.
SADE, *les Infortunes de la vertu*, présenté par Jean-Christophe Abramovici et Michel Delon.

Champs érotiques

Jacques ABEILLE, *En mémoire morte.*
Alain ABSIRE, *Sulpicia.*
BAFFO, *Œuvres érotiques*, présenté par Pascal Dibie.
Pierre-Victor de BESENVAL, *le Spleen*, présenté par Pierre Testud.
Jean Claude BOLOGNE, *Sans témoins.*

Caylus, *Histoire de Guillaume, cocher*, présenté par Pierre Testud.

François Coupry, *Sans témoins.*

Francis Dannemark & Étienne Reunis, *Zone de perturbations.*

L'Enfant du bordel, présenté par Michel Delon.

Fougeret de Monbron, *Margot la Ravaudeuse*, présenté par Michel Delon.

Max Genève, *La nuit sera chienne.*

Hubert Haddad, *l'Âme de Buridan.*

Jean-Luc Hennig, *Brève histoire des fesses.*

Élizabeth Herrgott, *l'Amant de la Vierge Marie.*

Roland Jaccard, *le Rire du diable.*

Piero Lorenzoni, *Histoire secrète de la ceinture de chasteté*, traduit de l'italien par Nathalie Campodonico.

Thomas Luntz, *le Proconsul.*

Hugo Marsan, *Monsieur désire.*

Yves Martin, *Mes prisonnières.*

Claude Pasteur, *Deux mille ans de secrets d'alcôve.*

Claude Pasteur, *les Femmes et les Médecins.*

José Pierre, *les Adolescences de Thérèse.*

Qu'est-ce que la littérature érotique ? Soixante écrivains répondent.

Sade, Florian, Baculard d'Arnaud, *Histoires anglaises*, présenté par Michel Delon.

Sade, *les Crimes de l'amour*, présenté par Michel Delon et Éric Le Grandic.

Ane Schmidt, *Ham*, traduit du danois par Michel Maire.

Maxime Sévère, *les Fêtes de l'île interdite.*

Sexie, présenté par Claude Seignolle.

Cécile Wajsbrot, *le Désir d'équateur.*

KALYANAMALLA, *l'Anangaranga*, traduit du sanskrit et présenté par Jean Papin.

VÂTSYÂYANA, *les Kâma-sûtra*, traduit du sanskrit et présenté par Jean Papin.

Les Kâma-sûtra illustrés, traduit du sanskrit et présenté par Jean Papin.

LITTÉRATURE ÉTRANGèRE

HONG Zicheng, *Propos sur la racine des légumes*, traduit du chinois et présenté par Martine Vallette-Hémery.

Zora Neale HURSTON, *Spunk*, traduit de l'anglais (États-Unis) par Françoise Brodsky.

HWANG Sun-Won, *la Chienne de Moknomi*, traduit du coréen par Jean-Noël Juttet, Choi Mikyung et Ko Kwang-Dan.

HWANG Sun-Won, *la Petite Ourse*, traduit du coréen par Jean-Noël Juttet et Choi Mikyung.

Cleone KNOX, *le Journal d'une jeune femme de qualité (1764-1765)*, traduit de l'anglais par Sylvie Leroy.

Francesco MASALA, *Ceux d'Arasolé*, traduit de l'italien (Sardaigne) par Claude Schmitt.

Zeljko VUKOVIC, *l'Assassinat de Sarajevo*, traduit du serbo-croate et présenté par Alain Cappon.

ZHANG Chao, *l'Ombre d'un rêve*, traduit du chinois et présenté par Martine Vallette-Hémery.

Le Yi king, traduit du chinois par Paul-Louis-Félix Philastre et présenté par François Jullien.

Cet ouvrage a été composé en Bodoni corps 11
par les Ateliers Graphiques de l'Ardoisière
à Bègles.
Il a été reproduit et achevé d'imprimer
par l'Imprimerie Floch à Mayenne
le 22 janvier 1999
pour le compte des éditions Zulma
32380 Cadeilhan.

Dépôt légal : février 1999
N° d'édition : 061 - N° d'impression : 45320
ISBN : 2-84304-061-2
Imprimé en France